Florence Heimburger

EXPRESS WORKOUTS

MAXIMAL 15 MINUTEN

HIIT UND KARDIO-TRAINING

Bibliografische Information der Deutschen Nationalbibliothek
Die Deutsche Nationalbibliothek verzeichnet diese Publikation in der Deutschen Nationalbibliografie.
Detaillierte bibliografische Daten sind im Internet über http://d-nb.de abrufbar.

Für Fragen und Anregungen
info@rivaverlag.de

Wichtiger Hinweis
Dieses Buch ist für Lernzwecke gedacht. Es stellt keinen Ersatz für eine individuelle medizinische Beratung dar und sollte auch nicht als solcher benutzt werden. Wenn Sie medizinischen Rat einholen wollen, konsultieren Sie bitte einen qualifizierten Arzt. Der Verlag und die Autorin haften für keine nachteiligen Auswirkungen, die in einem direkten oder indirekten Zusammenhang mit den Informationen stehen, die in diesem Buch enthalten sind.

Ausschließlich zum Zweck der besseren Lesbarkeit wurde auf eine genderspezifische Schreibweise sowie eine Mehrfachbezeichnung verzichtet. Alle personenbezogenen Bezeichnungen sind somit geschlechtsneutral zu verstehen.

1. Auflage 2022

Türkenstraße 89
80799 München
Tel.: 089 651285-0
Fax: 089 652096

Die französische Originalausgabe erschien 2021 bei Éditions Amphora unter dem Titel *Cardio Express*.

Übersetzung: Katrin Bosshardt
Redaktion: Susanne Schneider
Umschlaggestaltung: Marc-Torben Fischer
Fotos: © Denis Boulanger
Layout: Katja Muggli
Satz: Satzwerk Huber, Germering
Druck: Firmengruppe APPL, aprinta Druck, Wemding
Printed in Germany

ISBN Print 978-3-7423-1979-1
ISBN E-Book (PDF) 978-3-7453-1719-0
ISBN E-Book (EPUB, Mobi) 978-3-7453-1718-3

Florence Heimburger

MAXIMAL 15 MINUTEN

EXPRESS WORKOUTS

HIIT UND KARDIO-TRAINING

Die 40 besten Übungsreihen

riva

Inhalt

KOMM IN BEWEGUNG!

Lockdown, geschlossene Fitnessstudios und Schwimmbäder, abgesagte Rennen und Trailläufe und so weiter und so fort – in außergewöhnlichen Zeiten wie einer Pandemie werden wir teils daran gehindert, regelmäßig Sport zu treiben. Durch die Arbeit im Homeoffice und den Bewegungsmangel ist unser ungesunder sitzender Lebensstil noch ausgeprägter geworden. Das gilt auch für Kinder. Dazu kommt, dass man umso mehr isst, je weniger man sich bewegt. »Wenn wir untätig sind, neigen wir dazu, mehr als nötig zu essen, und zwar häufig Lebensmittel mit besonders hohem Gehalt an ungesunden Zuckern und Fetten«, ist in einer Notiz des französischen Nationalen Observatoriums für Bewegung und Bewegungsmangel (Onaps) zu lesen. Eine explosive Mischung: Bewegungsmangel ist laut der Weltgesundheitsorganisation die Ursache für 10 Prozent der Todesfälle in Europa. Es ist bekannt, dass er das Risiko für Herz-Kreislauf-Erkrankungen, Diabetes und Adipositas verdoppelt und jenes für Darmkrebs, Bluthochdruck, Osteoporose, Lipidstörungen und sogar Depressionen und Angststörungen erhöht.

Wir sollten deshalb versuchen, im Laufe unseres Arbeitstags weniger Zeit im Sitzen zu verbringen. Zum Beispiel indem wir jede halbe Stunde aufstehen, an Meetings teilnehmen und Telefongespräche im Stehen oder Gehen erledigen. Es empfiehlt sich auch, täglich 10 000 Schritte zu gehen. Und natürlich Sport zu treiben. Schon 20 Minuten pro Tag genügen. In dieser verworrenen und turbulenten Zeit setzen wir am besten auf den Sport in den eigenen vier Wänden, sei es allein, zu zweit oder per Videokonferenz.

WAS IST KARDIOTRAINING?

Unter Kardiotraining (wörtlich »Herztraining«) versteht man die Art von körperlicher Betätigung, die den Herzmuskel beansprucht, um ihn an Belastung zu gewöhnen und so das kardiovaskuläre und das kardiorespiratorische System zu stärken. Dazu gehören Sportarten wie Laufen, Schwimmen, Radfahren, Rudern, Assault AirBike® oder Zumba®.

Damit eine Trainingseinheit so effizient wie möglich ist, muss die Belastung von hoher Intensität (Schnelligkeit) sein und/oder über längere Zeit aufrechterhalten werden (Ausdauer). Mithilfe einer Sportuhr oder eines Brustgurts wird dabei die Herzfrequenz gemessen, um die Belastung zu kontrollieren.

Positive Effekte auf den Körper

- Kardiotraining kräftigt das Herz und fördert den Abbau von Fettgewebe, insbesondere von viszeralem Fettgewebe (Bauchfett), das unseren Organen schadet. Dadurch leistet es einen wichtigen Beitrag zur Vorbeugung gegen kardiovaskuläre Krankheiten. Außerdem stärkt es Arterien und Gefäße, die sich so je nach Bedürfnis besser weiten und zusammenziehen können, was das Risiko für Bluthochdruck und Infarkte senkt.
- Kardiotraining verbessert die Atmung: Auch die sportliche Ausdauer wird gesteigert, das heißt die Fähigkeit, eine bestimmte Belastungsintensität über eine gewisse Dauer aufrechtzuerhalten. Es kräftigt den Herzmuskel und verbessert so die berühmte VO_2max, die maximale Sauerstoffmenge, mit der die Muskeln versorgt werden, damit sie arbeiten können. Je trainierter das Herz ist, desto intensiveren Belastungen kann es standhalten und desto besser werden die sportlichen Leistungen.
- Kardiotraining stärkt das Immunsystem und hilft, Infektionen zu bekämpfen, indem es die Immunabwehr anregt.

- Kardiotraining entwickelt die Propriozeption (Körperwahrnehmung) und beugt Verletzungen vor. Deine Koordination und deine Reflexe werden verbessert und Schläge und Stürze können vermieden werden.
- Dank Kardiotraining kannst du deine Figur straffen. Es lässt nämlich die Muskelmasse zunehmen, was den Grundstoffwechsel, das heißt den Energieverbrauch des Organismus, ankurbelt. Beschleunigt wird auch der mit Bewegung verbundene Stoffwechsel, was den Verlust von Fettmasse ebenfalls begünstigt. Studien haben überdies gezeigt, dass hochintensives Intervalltraining besonders effektiv ist, um Fett zu verbrennen. Das gilt selbstverständlich nur in Kombination mit einer ausgewogenen Ernährung.
- Beim Kardiotraining werden Endorphine, die auch als »Glückshormone« bezeichnet werden, ausgeschüttet. Sie verursachen einerseits ein Gefühl der Euphorie und sorgen andererseits für Entspannung, haben eine schmerzstillende sowie angstlösende Wirkung und helfen bei Stimmungstiefs. Wer Sport treibt, fühlt sich entspannter, schläft besser und bewahrt sich einen hohen Endorphinspiegel. Sport ist also ein wirksames Mittel, um Stress zu bekämpfen und Depressionen vorzubeugen. Auch wenn der Sport uns das Letzte abverlangt, uns an unser Limit treibt, ist körperliche Beanspruchung eine gute Methode, um sich zu entspannen und sich am Ende eines Arbeitstags abzureagieren. Außerdem erhöht Sport das Selbstwertgefühl. Kurz, Kardiotraining ist das Allheilmittel gegen all die Beschwerden und Leiden, die unser westlicher Lebensstil mit sich bringt.

Vier Trainingsarten für unterschiedliche Bedürfnisse und Vorlieben

In diesem Buch lernst du verschiedene Arten des Kardiotrainings kennen. Je nach deinen individuellen Bedürfnissen und Vorlieben kannst du aus den verschiedenen Workouts wählen und Neues ausprobieren.

Herz-Kreislauf-Ausdauer: Einer Belastung über einen gewissen Zeitraum standhalten

Kardiotraining steigert das Vermögen, einer moderaten Belastung des gesamten Muskelapparats standzuhalten. Vor allem bei folgenden Sportarten wird diese Art von Belastung trainiert: Gehen, Laufen, Schwimmen, Radfahren, Skilanglauf und Rudern.

Es handelt sich dabei um aerobe Aktivitäten, die Sauerstoff als Hauptquelle zur Verbrennung von Zucker (Glukose) brauchen, um den Organismus mit Energie zu versorgen. Anaerobes Training hingegen zersetzt Glukose im Körper ohne Sauerstoffverbrauch. Anaerobes Training ist intensiver, aber kürzer als aerobes Training, dem aufgrund seiner geringeren Intensität mehr Zeit eingeräumt werden sollte. Die Kanadische Stiftung für Herzerkrankungen und Schlaganfälle empfiehlt, jede Woche mindestens 150 Minuten im aeroben Bereich zu trainieren, das heißt, Aktivitäten mit gemäßigter Intensität einzuplanen. Auf fünf Tage verteilt bedeutet das 30 Minuten aerobes Ausdauertraining pro Tag.

Bei dieser Trainingsart beginnt das Herz schneller zu schlagen, wobei die Atmungsfrequenz nur so stark zunimmt, dass man noch sprechen kann. In diesem Kapitel zeigen wir dir zehn Übungsreihen, mit denen du dein Herz-Kreislauf-System grundlegend trainierst. Damit verbesserst du deine sogenannte Grundlagenausdauer. Dein Herz wird mit der Zeit kräftiger, deine Muskeln gewöhnen sich an Belastung und langfristig ermüdest du bei Anstrengungen, die eine bestimmte Zeit andauern, weniger rasch. Zu diesem Training gehören schnelle Kniebeugen mit vielen Wiederholungen, Seilspringen und Treppensteigen.

Intervalltraining: Lernen, hoher Belastung standzuhalten

Der Begriff »Intervalltraining« bezeichnet eine intensive Methode des Herz-Kreislauf-Trainings, die auf Tempowechseln beruht. Belastungsphasen mit hohem Tempo lösen sich ab mit Phasen aktiver oder passiver Erholung in Form von weniger intensiven Übungen oder Ausruhen. Die Belastung kann von längerer oder kürzerer Dauer sein, wir sprechen von kurzer oder langer intermittierender Belastung oder von hochintensiver Belastung wie beim HIIT (High Intensity Interval Training). Die Intervallmethode erhöht die Leistung von Herz und Lunge, maximiert die Zufuhr von Sauerstoff und kurbelt so den Stoffwechsel an. Tatsächlich leidet der Organismus während der Phasen hochintensiver Belastung unter einem Sauerstoffdefizit, das er wieder ausgleichen muss. Es ist dieser übermäßige Sauerstoffverbrauch, der den Metabolismus anregt und bewirkt, dass 6 bis 15 Prozent mehr Kalorien verbrannt werden als bei weniger intensivem Training.

Dieses intensive und temporeiche Training ist folglich ideal, um Kalorien zu verbrennen und gleichzeitig Muskelmasse aufzubauen. Wir werden also doppelt, ja sogar dreifach belohnt: Wir bringen unsere Figur in Form, werden muskulöser und stärken unser Herz. Der große Vorteil dieser Übungsreihen ist, dass sie zu Hause als Bodyweight-Training oder mit ganz wenig Geräten wie ein paar Hanteln oder einem Stuhl durchgeführt werden können. HIIT ist ein kurzes Training, das höchstens 15 bis 30 Minuten dauert. Länger zu trainieren, ist wenig sinnvoll, weil die Gefahr besteht, dass das Tempo in ausgedehnteren Trainingseinheiten nicht gehalten werden kann. HIIT nützt nämlich nur dann etwas, wenn es mit hoher Intensität absolviert wird. Im zweiten Kapitel präsentieren wir dir zehn HIIT-Übungsreihen. Es geht darum, verschiedene Bewegungen mit einer Belastungszeit von 20 bis 45 Sekunden abwechslungsweise durchzuführen, wobei auf jede Übung eine Ruhephase von 10 bis 30 Sekunden folgt. Zu den hier absolvierten Übungen gehören zum Beispiel Kniebeugen, Ausfallschritte, Liegestütze, Sprünge oder Übungen mit Hanteleinsatz; alle werden mit mehreren Wiederholungen ausgeführt.

»Workout of the Day«, kurz WOD: Weiterkommen und für Abwechslung sorgen

Der Begriff »WOD« stammt aus dem CrossFit®, einer in Kalifornien im Jahr 2000 entstandenen Crosstrainingsmethode, die athletische Kraft, Gewichtheben, Turnen und Ausdauersportarten miteinander verbindet. Wörtlich übersetzt bedeutet Workout of the Day »Trainingseinheit des Tages«. Es umfasst eine Abfolge verschiedener Übungen, die jeweils aus mit hoher Intensität ausgeführten funktionellen Bewegungen bestehen. Intensität ist natürlich ein relativer Begriff. Sie bedeutet für jeden Menschen etwas anderes, deshalb können die meisten intensiv trainieren. Die hochwirksamen Workouts verbessern die Leistung des Herz-Kreislauf-Systems, die Fortschritte werden im Laufe der Zeit spür- und sichtbar. Dank mehrgelenkiger (polyartikulärer) Übungen, die mehrere Muskelgruppen gleichzeitig beanspruchen, stärken sie auch alle Muskeln des Körpers und verbrennen schneller Fett. Diese Trainingsmethode sorgt für eine bessere allgemeine Kondition und ist gleichzeitig sehr abwechslungsreich, sodass man nicht so schnell die Lust daran verliert. Hier ein Beispiel für ein WOD ohne Geräte: 2 Squats mit gestreckten Armen, 2 Squat Jumps (Kniebeugensprünge), 2 Push-ups (Liegestütze), 2 Twist Planks (Frontstütz mit Drehung), 2 Superman.

Das Ganze dauert 20 Minuten, bei jeder Runde werden zwei zusätzliche Wiederholungen ausgeführt. Let's go!

Urban Training: Das Übungsterrain ins Freie verlegen

Das Konzept von Urban Training ist, im Freien, im öffentlichen Raum zu trainieren und dabei die städtische Umgebung und das Stadtmobiliar (Parks, Grünanlagen, Sitzbänke, Mäuerchen, Gehsteige und Treppen) zu nutzen. Diese Trainingsmethode, auch Urban Fitness, Stadtfitness oder Urban Workout genannt, ist nicht zufällig gerade sehr angesagt. Sie ist abwechslungsreich, spielerisch und kostenlos und trainiert den ganzen Körper. Sie kombiniert Treppensteigen, Überwinden von Anhöhen, Sprünge oder Liegestütze auf Parkbänken und Mäuerchen oder an Geländern, Klimmzüge an Metallstangen und Planks auf dem Rasen. Die Übungen lassen sich fast unendlich variieren, mit unterschiedlichen Hilfsmitteln und auf verschiedenen Höhen über dem Boden. Man kann auch die Geräte von Spielplätzen oder Fitnessarealen wie Fitnessparcours, Sportparcours, Calisthenics-Parks benutzen, von denen es immer mehr gibt. Sie sind jedem kostenlos zugänglich – außer während eines Lockdowns – und ermöglichen es, im Grünen zu trainieren. Häufig finden sich da auch Crosstrainer, Fitnessbänke, Klimmzugstangen, ein Seil und Anlagen, die es erlauben, Eigengewichtstraining zu absolvieren, beispielsweise sogenannte Affenbrücken.

Warum dir diese Übungsreihen so viel bringen

Alle unsere Trainingseinheiten basieren auf komplexen, mehrgelenkigen Übungen, was bedeutet, dass sie auch mehrere Muskelgruppen mobilisieren, insbesondere die größten wie Quadrizeps, Rücken- oder Gesäßmuskulatur, die besonders viel Energie »verbrennen«. Der große Energieverbrauch begünstigt die Muskelproteinsynthese und somit den Muskelaufbau.

In unseren Workouts setzen wir auch auf Tempo und Bewegungsradius und halten die Pausen relativ kurz, um die Widerstandskraft gegenüber hohen Belastungen zu trainieren. Dies fördert ebenfalls die Muskelproteinsynthese und den Verlust an Fettmasse. Auch für Abwechslung ist gesorgt – niemand soll mit dem Training aufhören, weil es ihm zu monoton und langweilig wird. Die Vielseitigkeit der Übungseinheiten ist aber vor allem auch deshalb wesentlich, weil der Organismus so lernt, sich immer wieder anzupassen, und der Körper immer neue Reize bekommt, um Muskeln aufzubauen.

TIPPS FÜR EINE EFFIZIENTE TRAININGSGESTALTUNG

Halte deine Hilfsmittel bereit, um keine Zeit mit Suchen zu verlieren. Bei den meisten Übungen in diesem Buch kommt nur dein Eigengewicht zum Einsatz. Für einige brauchst du dennoch das eine oder andere Hilfsmittel: einen Stuhl, zwei bis fünf Kilogramm schwere Hanteln oder Wasserflaschen.

Wärm dich auf. Jede Trainingseinheit beginnt immer mit einem fünf- bis zehnminütigen Warm-up, das den Organismus auf die Anstrengung vorbereitet. Es gilt, die Muskeln zu aktivieren, die Gelenke zu »ölen« und die Körpertemperatur zu erhöhen.

Stell dir deine Trainingseinheit zusammen. Entscheide, wie viele Übungsreihen du durchführen möchtest. Das hängt ganz davon ab, wie viel Zeit und was für Ziele du hast. Du kannst eine Trainingseinheit von 15 Minuten (ohne Aufwärmen) planen und absolvieren, indem du mehrere Übungsreihen kombinierst.

Setze auf Technik. Konzentriere dich zunächst auf die korrekte Ausführung der Bewegung und steigere erst dann die Intensität. Nimm dir genug Zeit, um Fortschritte zu machen.

Achte auf das richtige Maß an Intensität. Zu kurze oder zu lange Erholungsphasen oder zu wenig Einsatz können sich negativ auf deinen Trainingserfolg auswirken. Es ist wichtig, dass du deinen Kraftaufwand auf die gesamte Übungsreihe verteilst und die Belastungs- und Pausenzeiten einhältst. Am Ende deiner Trainingseinheit solltest du ein Gefühl angenehmer Müdigkeit und Befriedigung verspüren, dich befreit und leichter, aber nicht völlig erschöpft oder gar angeschlagen fühlen.

Höre auf deinen Körper. Er ist dein bester Ratgeber. Vertraue deinem Gespür.

Trainingshäufigkeit

Wenn du schlanker werden, Muskelmasse aufbauen und Fortschritte erzielen willst, solltest du pro Woche mindestens drei Trainingseinheiten à 20 Minuten absolvieren. Falls du aus zeitlichen Gründen nur eine Trainingseinheit pro Woche schaffst, ist das jedoch immer noch besser, als gar keinen Sport zu machen! Studien haben gezeigt, dass sich schon ein Trainingstermin pro Woche positiv auf die Gesundheit auswirkt.

Sei aber auch nicht zu ehrgeizig und übernimm dich nicht. Trainiere lieber nicht jeden Tag, wenn die Gefahr besteht, dass es dir bald zu viel wird und du wieder aufhörst. Wenn du zu häufig trainierst und dich überanstrengst, steigt auch das Verletzungsrisiko. Langfristig ist es besser, zwei- oder dreimal pro Woche zu trainieren.

Sorge für Abwechslung, damit du die Motivation nicht verlierst. Trainiere mal Hause, mal im Garten oder in einem Park, am Strand oder in den Bergen, absolviere dein Workout allein, mit der Familie oder mit Freunden und schaffe dir ein Ambiente, das für dich passt: mit oder ohne Musik, in der Ruhe des frühen Morgens oder als Auszeit in der Hektik am späteren Nachmittag.

Der letzte und vielleicht wichtigste Tipp: Bewahre dir deine Freude an der Bewegung! Am besten geht das, wenn du deine Workouts und den Rahmen, in dem du trainierst, immer wieder anders gestaltest und variierst.

Optimale Erholung zwischen den Workouts

Um im Sport Fortschritte zu erzielen, ist die Regeneration genauso wichtig wie das Training. Richtig eingesetzt hilft sie dem Körper, verletztes Gewebe zu heilen, die Muskeln wieder mit Glykogen aufzufüllen und sie auf neue Trainingseinheiten und Herausforderungen vorzubereiten. Optimale Erholung beruht auf mehreren Faktoren und Tricks. Dazu gehören Ernährung und Hydratation – die ausreichende Versorgung mit Wasser –, Schlaf, ein Cooldown nach jeder Trainingseinheit, Dehnübungen und Kaltwasserbäder. Umgekehrt gibt es auch Verhaltensweisen, namentlich die, die Ernährung betreffen, die der Regeneration schaden und sie beeinträchtigen. Meine Ratschläge, um in Topform zu bleiben:

Cool-down und aktive Erholung nach dem Training

Sogar ein kurzes Cool-down nach der Anstrengung hat mehrere Vorteile:

- Es optimiert die Blutzirkulation und den venösen Rückfluss, was den Abbau von während der Anstrengung produzierten Giftstoffen beschleunigt.
- Es sorgt dafür, dass sich der Muskelkater in Grenzen hält.
- Es senkt die Körpertemperatur.
- Es verlangsamt den Herzrhythmus und normalisiert die Atmung.

Und das gehört dazu: zwei bis fünf Minuten Gehen oder leichtes bis mittleres Joggen, dann ein paar Lockerungsübungen ohne Kraftaufwand (höchstens zehn Sekunden) der folgenden Muskeln: Waden- und hintere Oberschenkelmuskulatur, Gesäßmuskulatur, Muskulatur der Oberschenkelvorderseite (Quadrizepse), Rückenmuskulatur und Hüftbeuger (der sogenannte Psoas, Lenden-Darmbein-Muskel).

Genug trinken

Vor, während – zwei bis drei große Schlucke alle 10 bis 15 Minuten – und nach dem Training ausreichend zu trinken, ist wesentlich. Wenn du viel trinkst, werden die vom Körper bei der Anstrengung produzierten Toxine leichter ausgeschieden, besonders die beanspruchten Muskeln und Sehnen werden mit Feuchtigkeit versorgt, Muskelkater wird verhindert oder gemildert und der Organismus erhält – wenn du das Richtige trinkst – die Elektrolyte (Mineralsalze), die beim Schwitzen verloren gegangen sind. Bei den Getränken kannst du nach Lust und Laune variieren, um deinen Flüssigkeitsbedarf zu stillen: Mineralwasser oder stilles Wasser, Tee, Suppe, Gazpacho, Green Juice und so weiter. Setze auch auf Mineralwasser mit besonders hohem Natriumbikarbonatgehalt, achte hierbei auf die Nährstoffangaben der Hersteller. Natriumbikarbonat trägt dazu bei, die im Laufe der Anstrengung produzierte Säure zu neutralisieren.

Gut schlafen

Ein guter Schlaf ist ein großer Pluspunkt, wenn du Sport treibst. Und auch sonst! Guter Schlaf sorgt dafür, dass dein Körper zwischen den Trainings gut regeneriert, die verfügbaren Glukosereserven (Leber- und Muskelglykogen) werden wieder aufgefüllt, verletztes Gewebe wird »repariert« und die beim Training erlernten richtigen Bewegungsabläufe werden abgespeichert. Ein Schlafdefizit hingegen kann die Ursache von schwachen Leistungen und sogar Verletzungen sein.

Stretching zwischen den Trainingseinheiten

Lass das Dehnen zwischen den Trainingseinheiten nicht weg. (Übungen hierzu findest du in dem ebenfalls im Riva-Verlag erschienenen Buch *Express-Workouts Stretching* von Elodie Sillaro.) Führe die Dehnübungen auf einer Bodenmatte und in bequemer Kleidung aus, langsam und nie ruckartig. Dehne keine schmerzenden oder zu steifen Muskeln oder wenn du dich vor Kurzem verletzt hattest. Und übertreibe die Dehnung nicht: Du musst spüren, dass der Muskel zieht, darfst aber nicht so weit gehen, dass Muskeln oder Gelenke schmerzen oder es sich ungut anfühlt. Halte den Atem beim Stretchen nicht an: Atme durch die Nase ein, nimm die gewünschte Haltung ein und atme beim Dehnen tief und langsam durch den Mund aus. Hör auf deinen Körper, deine Atmung und deine Empfindungen.

Die Rolle der Ernährung für den Trainingserfolg

Auch wenn es in diesem Buch nicht um Ernährung geht, sollten wir nicht vergessen, wie wichtig sie ist, damit wir in Form bleiben oder sogar unsere Figur straffen können. Bewegung allein reicht leider nicht aus. Entscheide dich für gesunde Lebensmittel und meide Junkfood, um die Wirkung deines Trainings zu optimieren. Eine ausgewogene und vielseitige Ernährung setzt sich aus mehreren Bausteinen zusammen, nämlich aus Kohlehydraten mit niedrigem glykämischem Index (GI), »guten« Fetten (Omega-3-Fettsäuren), ein- bis zwei Portionen Protein am Tag, Milchprodukten sowie Obst und Gemüse – wenn möglich saisonal, biologisch angebaut und regional). Eine ausreichende Flüssigkeitszufuhr gehört ebenfalls zu einer gesunden Ernährung.

Zucker: Auf die Wahl kommt es an

Zucker oder Kohlehydrate stellen die wichtigste Energiequelle für den Organismus dar. Sie spielen eine entscheidende Rolle für das Funktionieren unseres Körpers, besonders für Hirn und Muskeln. Laut offiziellen Empfehlungen sollten Kohlehydrate 50 bis 55 Prozent unseres Gesamtenergiebedarfs decken. Aber nicht alle Zucker sind gleich.

Besser ist es, wenn du den Konsum von schlechten Zuckern einschränkst. Damit sind Zucker und Kohlehydrate mit hohem glykämischem Index gemeint, wie Haushaltszucker, gezuckerte Getränke, Kekse, weiße Teigwaren und Weißmehl sowie versteckte Zuckersorten in verarbeiteten Produkten. Lies die Angaben auf den Etiketten genau und achte auf solche wie Stärke, Dextrin oder Zutaten, die auf »ose« enden, wie Saccharose und Isoglukose. Sie haben eine »einfache« Molekularstruktur und gelangen daher schnell ins Blut. Dadurch steigt der Blutzuckerspiegel stark an. Ist dauerhaft zu viel Glukose im Blut, spricht man von Hyperglykämie oder Glukosespitzen. Um den Blutzuckerspiegel zu regulieren, schüttet der Körper Insulin aus (Insulinspitze), das den Blutzucker senkt, indem es den Zucker in Form von Fetten speichert. Der Konsum von Zuckerarten mit dieser schnellen Wirkung begünstigt Krankheiten wie Adipositas oder Diabetes.

Bevorzuge stattdessen sogenannte »komplexe« Kohlehydrate mit niedrigem glykämischem Index, die dank den Ballaststoffen, die sie enthalten, langsam ins Blut übergehen. Der Blutzuckerspiegel steigt nur leicht, was schließlich die Ablagerung von Fett verhindert. Die Kohlehydrate versorgen den Körper vielmehr allmählich und nachhaltig mit Energie, was den Vorteil hat, dass nicht gleich wieder Hunger aufkommt. Komplexe Kohlehydrate sind enthalten in Vollkorngetreide wie Vollkornnudeln, -reis und -brot sowie in anderen Nahrungsmitteln mit niedrigem GI, das heißt einem GI unter 50, während der Referenzwert von weißem Zucker 100 beträgt. Süßkartoffeln, Hülsenfrüchte wie Linsen und Kichererbsen sowie Nüsse, beispielsweise Mandeln und Walnüsse, gehören zu diesen komplexen Kohlehydratlieferanten.

Proteine: Das A und O, nicht nur für die Muskeln

Proteine bestehen aus Aminosäuren und haben die Aufgabe, die Muskeln zu erhalten und ihren Aufbau zu fördern. Das ist aber lange noch nicht alles. Sie sorgen für das Sättigungsgefühl und eine ausgeglichene Immunabwehr, gewährleisten die Erhaltung der Knochenmasse und erleichtern die Regeneration. Gewisse Aminosäuren wie Lysin oder Tryptophan sind unentbehrlich, zählen zu den sogenannten essenziellen Aminosäuren und werden ausschließlich über die Nahrung aufgenommen.

Falls du Vegetarier oder Veganer bist, solltest du viele Getreideprodukte, Hülsenfrüchte und Soja essen – drei gute Quellen für pflanzliche Proteine. Wenn du Gemischtköstler bist, ist fettreicher Fisch wie Lachs, Makrele, Sardine, Hering und Sardelle ideal; diese Fischsorten enthalten neben den gesunden Proteinen auch ungesättigte Fettsäuren. Eine Option ist auch mageres Fleisch (weißes Fleisch wie Truthahn oder Huhn), das keine gesättigten Fettsäuren enthält.

Fette: Besser als ihr Ruf

Der komplette Verzicht auf Fette würde zu ernsthaften Gesundheitsproblemen führen und außerdem Verletzungen Vorschub leisten. Fette enthalten zwar viele Kalorien, sind aber trotzdem unverzichtbar: Sie dienen nicht nur als Energielieferanten, sondern auch als Bausteine für die Membranen unserer Zellen, auch der Hirnzellen.

Setze auf einfach und mehrfach gesättigte Fettsäuren: Omega-9-Fettsäuren, die in Olivenöl und Avocado enthalten sind, und Omega-3-Fettsäuren, die sich in Raps-, Nuss- und Sojaöl sowie in Algen und fettreichen Fischen finden. Diese Fette beugen Entzündungen vor und tragen zum Schutz des Herz-Kreislauf-Systems bei. Beschränke hingegen den Konsum von Omega-6-Fettsäuren, die vor allem in Sonnenblumenöl, Fleisch, Wurstwaren, Eiern und Milchprodukten enthalten sind, und iss keine industriell hergestellte Produkte mit gesättigten Fettsäuren, die zur Verstopfung von Arterien sowie zu Herz-Kreislauf-Erkrankungen führen können.

Vitamine und Spurenelemente

Vitamine sind für Sportler besonders wichtig. Die Antioxidantien Provitamin A, Vitamin C und Vitamin E bekämpfen freie Radikale, die während der Anstrengung produziert werden; die Vitamine B1, B2, B5, B6 und B3, auch Vitamin PP oder Nikotinsäure genannt, fördern die Muskelkontraktion und das neuromuskuläre Gleichgewicht. Sie finden sich in frischem Obst und Hülsenfrüchten, in Fleisch, Eiern, Fisch, Vollkorngetreide und getrockneten Hülsenfrüchten, in Letzteren allen voran die Vitamine der B-Gruppe).

Gleichfalls unverzichtbar sind die Spurenelemente. Es handelt sich um Mineralstoffe, die für den Aufbau der Muskeln, Organe und sogar der Knochen notwendig sind. Manche davon sind grundlegend für eine gute Gesundheit, etwa Eisen, Kupfer, Zink, Jod, Selen und Magnesium.

Insbesondere Magnesium ist wichtig für Sportler. Magnesiummangel führt zu Krämpfen und Ermüdung und mindert das Leistungs- und Regenerationsvermögen. Die empfohlene Tagesdosis für einen 60 bis 70 Kilogramm schweren Erwachsenen liegt bei 370 bis 420 Milligramm, bei Sportlern steigt sie noch um 10 bis 20 Prozent, weil das Magnesium notwendig ist für die Umwandlung des Glykogens, der Reserveenergie, in nutzbare Energie. Zu den besten Magnesiumquellen zählen Kakao, Cashew- und Paranüsse, Mandeln und Erdnüsse, Sesam, Meeresfrüchte und Hartkäse wie Beaufort, Emmentaler, Comté oder Gruyère und andere Hartkäsesorten.

Trinken – vor, während und nach dem Training

60 bis 70 Prozent des Gesamtgewichts eines Erwachsenen bestehen aus Wasser, das unentbehrlich ist, damit der Organismus gut funktioniert. Es trägt zur Ausscheidung von Giftstoffen bei, reguliert die Körpertemperatur und fördert körperliche und intellektuelle Leistung. Um unseren Wasserbedarf zu decken, ist es nötig, 2 bis 2,5 Liter pro Tag zu trinken.

Wenn man trainiert, ist es noch wichtiger, genug zu trinken. Der durch Schwitzen bedingte Verlust an Wasser und Mineralstoffen beträgt 1,5 Liter pro Tag und 1 Liter für jede Stunde sportlicher Betätigung. Trinke deshalb deutlich mehr mineralreiches Wasser oder, vor allem bei längerem oder intensiverem Training, isotonische Getränke, um den Verlust an Glukose und Mineralstoffen wieder wettzumachen.

Hinweis: Vorsicht, eine ungenügende Flüssigkeitszufuhr kann viele Folgen haben, beispielsweise Verstopfung, Kopfschmerzen, Müdigkeit, Muskelbeschwerden (Krämpfe), Konzentrationsverlust, Verletzungen (Sehnenentzündungen) und Harnwegsentzündungen.

Einige Regeln für dein Training

Wie schon sein Name sagt, beansprucht Kardiotraining das Herz (von griechisch **καρδία** [kardia], Herz), ja es verlangt diesem Organ sogar sehr viel ab. Wenn du eher unsportlich bist, solltest du nicht gleich mit intensivem und hartem Training beginnen. Konsultiere deinen Hausarzt oder einen Sportmediziner, bevor du loslegst. Der Arzt kann beurteilen, wie du in Form bist und ob oder in welcher Intensität du starten solltest. Dies ist umso wichtiger, wenn du an einer chronischen Krankheit leidest oder gerade von einer Verletzung genesen bist, genauso für Frauen, die schwanger sind oder vor Kurzem entbunden haben.
Je nach Alter ist es eventuell auch sinnvoll, einen Herz-Check-up mit einem Ruhe-Elektrokardiogramm oder einem Belastungstest durchführen zu lassen. Das gilt vor allem ab einem Alter von 35, wenn du bisher keinen Sport getrieben hast. So kannst du jede Gefährdung ausschließen und beruhigt trainieren.

Beachte bitte, dass das Trainingsprogramm in diesem Buch sich nicht für Menschen eignet, die zu Infekten und akuten Erkrankungen neigen oder unter Bluthochdruck, Übergewicht oder Herzinsuffizienz leiden. Die folgenden Regeln helfen dir, sicher zu trainieren:

- Lies die Anweisungen vor jedem Workout gut durch. So kannst du den Wirkungsgrad jeder Übung optimieren.
- Lass das Aufwärmen nicht weg, bereite deinen Körper auf die Belastung vor.
- Versuche, den Bewegungsradius so groß wie möglich zu halten, um die Effizienz der Übungen zu steigern.

- Führe die Übungen möglichst dynamisch aus. Je mehr Tempo du bei Burpees, Push-ups und Kniebeugen beziehungsweise Squats machst, desto mehr Muskelfasern aktivierst du.
- Halte den Rücken gerade und spanne die Bauchmuskeln an, wenn du Kniebeugen, Ausfallschritte, Liegestütze und Halteübungen machst.
- Atme während der Belastungsphase aus und während der Entspannungsphase ein. Atme bei Liegestützen beim Hochkommen und bei Kniebeugen im Moment des Aufrichtens aus. Atme bei Halteübungen gleichmäßig ein und aus.
- Versichere dich vor Trainingsbeginn, dass die Geräte, die du benutzt, solide und stabil sind.
- Meide für dein Urbain Training Orte, an denen es zu laut und die Luftverschmutzung hoch ist, also die Nähe von Autobahnkreuzen, Umgehungsstraßen und stark befahrenen Hauptstraßen. Die Übungen bereiten dir mehr Vergnügen und sind wirksamer, wenn du sie in Ruhe machst und dabei möglichst saubere Luft atmest. Sei vorsichtig bei sehr hohen Temperaturen im Sommer.
- Solltest du während einer Übung trotz Befolgung der Anweisungen ein unangenehmes Gefühl oder sogar ungewohnten Schmerz empfinden, breche die Übung ab!

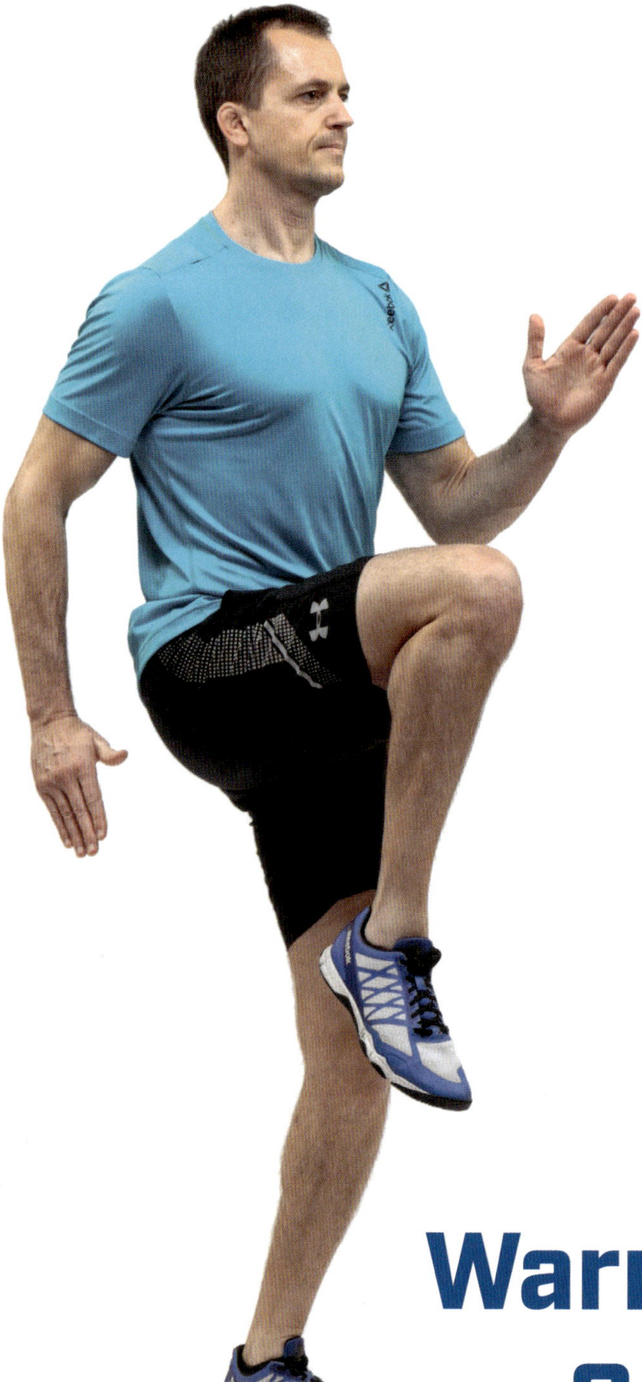

Warm-up und Cool-down

Warm-up 1 für Anfänger

6 Minuten

Vergiss nicht, dich vor jeder Übungsreihe gut aufzuwärmen. Das Warm-up lässt die Körpertemperatur sowie die Herz- und Atemfrequenz steigen, lockert die Muskeln und macht die Sehnen dehn- und belastbarer. Kurz gesagt, es verleiht dir einen zusätzlichen Schub Energie, reduziert die Verletzungsgefahr und bereitet dich gleichzeitig mental auf das Workout vor.

1 • 30 Sekunden • Auf der Stelle laufen
Laufe entspannt und gleichmäßig auf der Stelle und bewege die Arme mit.

2 • 30 Sekunden • Schulter-, Becken- und Kniekreisen
Kreise Schultern, Becken und Knie zuerst in die eine, dann in die andere Richtung

3 • 30 Sekunden • Kniehebelauf
Aufrechter Stand, der Rücken bleibt in dieser Übung gerade. Die Bauchmuskeln anspannen und von einem Bein auf das andere springen, dabei die Knie im Wechsel nach vorn anheben. Nimm die Arme mit, um die Intensität zu steigern: Führe den linken Ellbogen nach vorn, wenn du das rechte Knie hebst, und umgekehrt.

4 • 30 Wiederholungen • Jumping Jack
Im aufrechten Stand sind die Arme an den Körper angelegt. In eine Grätsche springen und die Arme über den Kopf führen. Dann zurück in die Ausgangsposition springen.

Hinweis: Führe diese Sequenz 3-mal aus und beginne dann mit deinem Workout. Beginne immer langsam und erhöhe nach und nach dein Bewegungstempo.

1

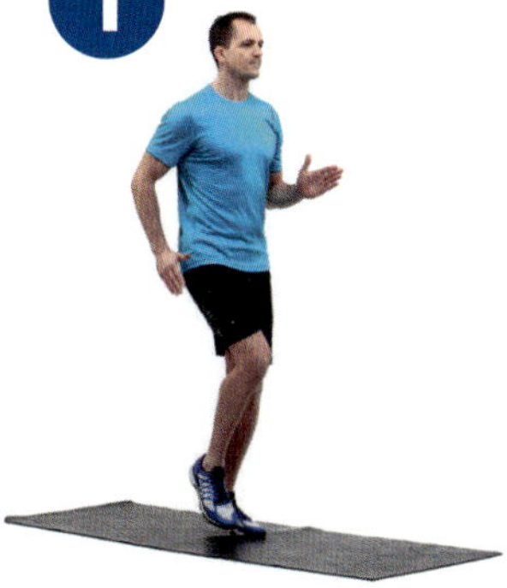

2

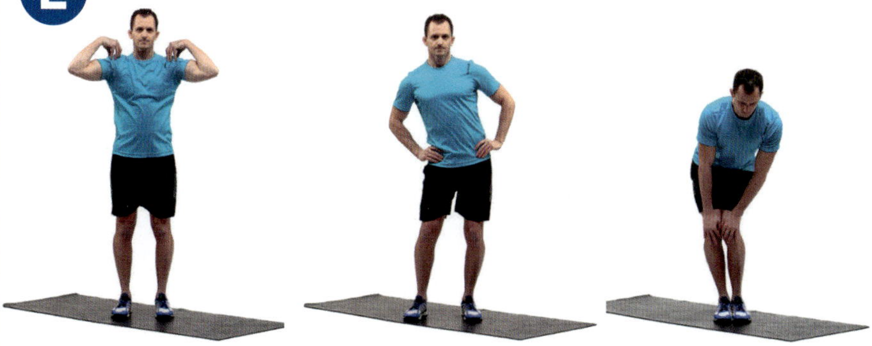

3

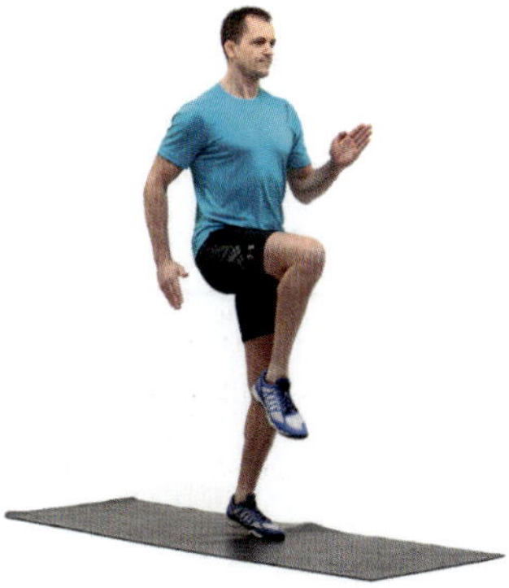

4

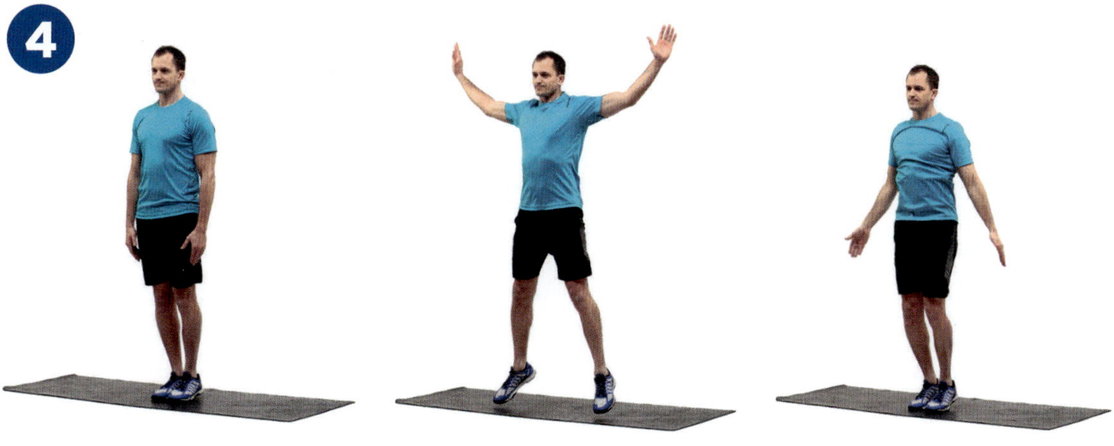

Warm-up 2 für Fortgeschrittene

10 Minuten

1 · 2 Minuten · Seilspringen
Mit beiden Beinen locker springen. **Variante ohne Gerät:** Auf der Stelle laufen, dabei die Knie allmählich höher heben.

2 · 30 Sekunden · Squat mit Armstrecken
Gehe in die Kniebeuge, überkreuze die Arme und lege jede Hand auf die jeweils gegenüberliegende Schulter. Richte dich dann in einer dynamischen Bewegung auf und strecke dabei die Arme nach oben. Stell dich zum Schluss auf die Zehenspitzen, um die Wadenmuskulatur zu aktivieren.

3 · 30 Sekunden · Oberkörperrotation
Lege die Hände an den Hinterkopf und hebe abwechselnd die Knie. Führe die Knie zum gegenüberliegenden Ellbogen.

4 · 30 Wiederholungen · Jumping Jack
Im aufrechten Stand sind die Arme an den Körper angelegt. In eine Grätsche springen und die Arme über den Kopf führen. Dann zurück in die Ausgangsposition springen.

Hinweis: Führe diese Sequenz 3-mal aus und beginne dann mit deinem Workout. Beginne immer langsam und erhöhe nach und nach dein Bewegungstempo.

1

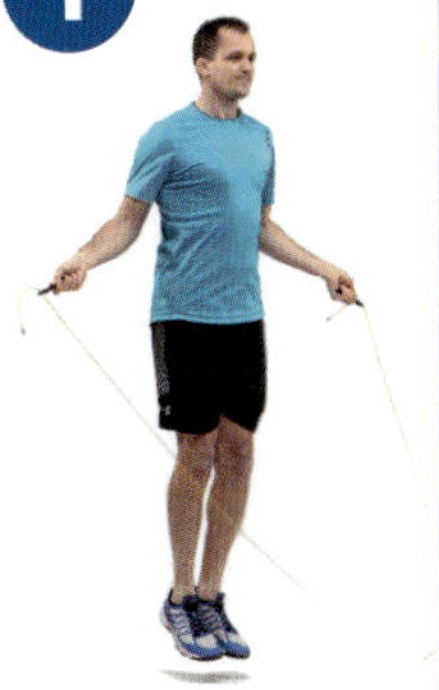

2

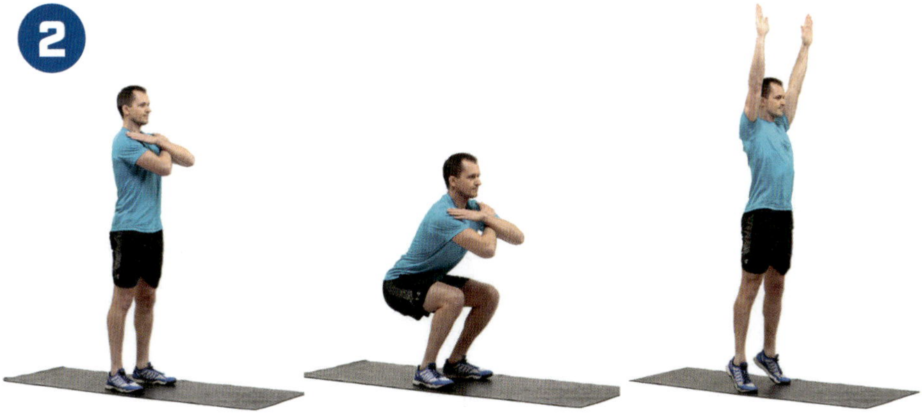

3

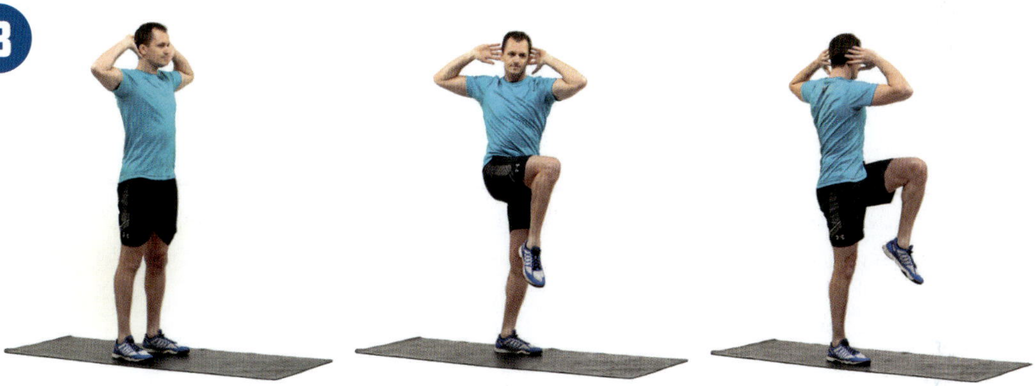

4

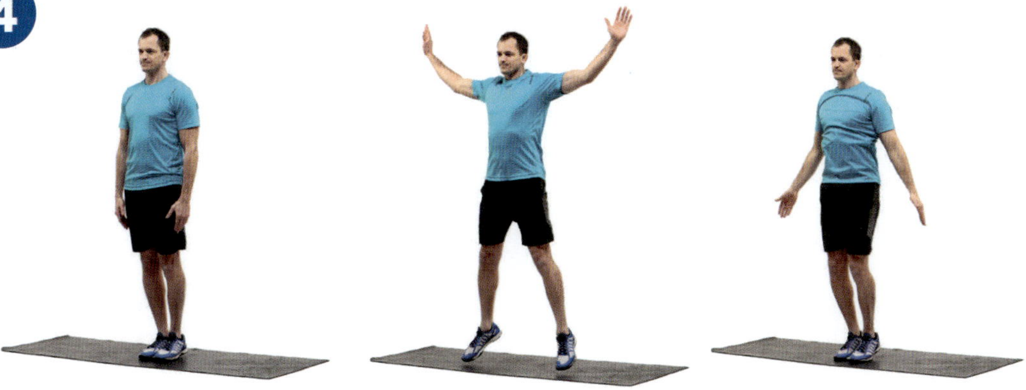

Warm-up 3 im Freien

7 Minuten

1 · 5 Minuten · Schnelles Marschieren

Alternativ langsames Laufen oder abwechselnd Marschieren und Laufen.

2 · 15 Sekunden · Kniehebelauf

Aufrechter Stand, der Rücken bleibt in dieser Übung gerade. Die Bauchmuskeln anspannen und von einem Bein auf das andere springen, dabei die Knie im Wechsel nach vorn anheben. Nimm die Arme mit, um die Intensität zu steigern: Führe den linken Ellbogen nach vorn, wenn du das rechte Knie hebst, und umgekehrt.

3 · 15 Sekunden · Anfersen

Auf der Stelle laufen und abwechselnd einen Fuß zum Po ziehen.

4 · 15 Sekunden · Seitgalopp

In seitlicher Bewegung die Beine abwechselnd spreizen und schließen. Das hintere Bein überholt das vordere nicht.

5 · 15 Wiederholungen · Schrittsprung

Führe 3 oder 4 der Sprünge rückwärts aus.

Hinweis: Führe anschließend drei 50-Meter-Sprints aus.

1

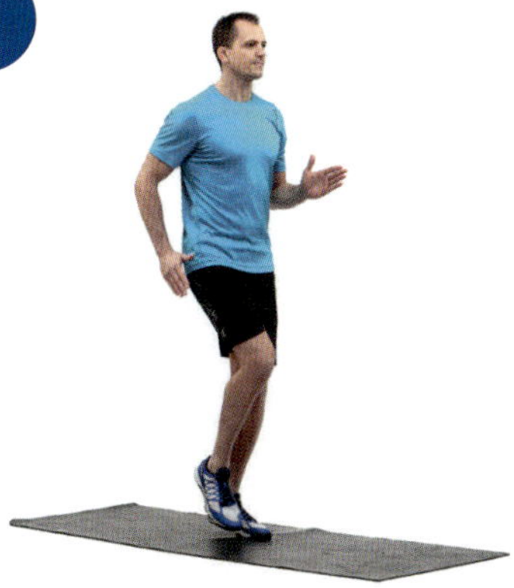

2

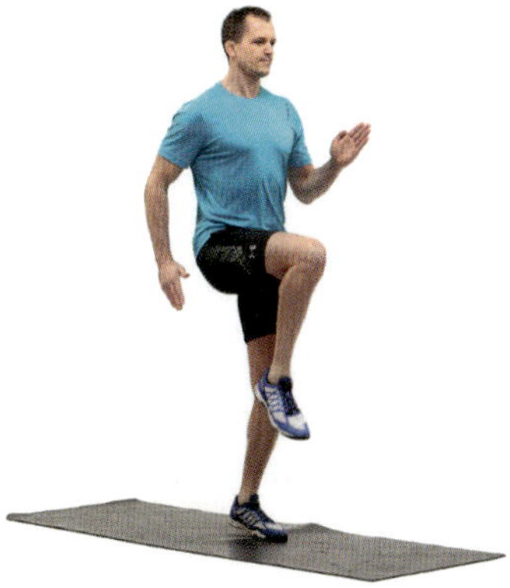

3

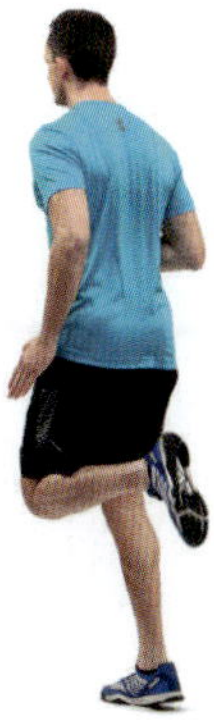

4

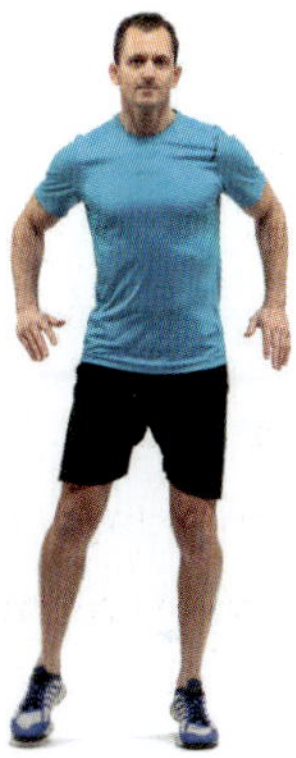

5

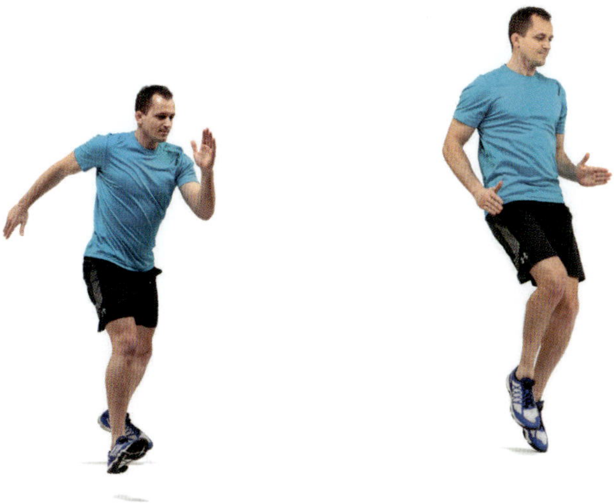

Cool-down 1

4 Minuten

1 · 10 Sekunden · Rücken aufrollen

Im aufrechten Stand nacheinander den Kopf, den Nacken und schließlich den Rücken einrollen. Die Knie sind, wenn nötig, gebeugt. Halte diese Position 10 Sekunden und rolle dann Wirbel für Wirbel den Rücken wieder auf.

2 · 20 Sekunden · Tiefer Ausfallschritt

Mache einen Ausfallschritt nach vorn, die Hände auf dem vorderen Knie. Halte das Becken waagrecht, der Rücken bleibt lang. Schiebe das Becken nach vorn, bis du ein Ziehen auf der Vorderseite des hinteren Oberschenkels verspürst. Bein wechseln und Übung wiederholen.

3 · 20 Sekunden · Katzenbuckel

Gehe in den Vierfüßlerstand. Beim Einatmen ein Hohlkreuz, beim Ausatmen den Rücken rund machen. Wiederhole die Bewegung mehrmals.

4 · 10 Sekunden · Schmetterling

Setz dich im Schmetterlingssitz auf den Boden: Die Fußsohlen berühren sich, die Hände umfassen die Füße, die Knie zeigen nach außen. Einatmen und die Wirbelsäule lang strecken; der Rücken ist gerade. Ausatmen und die Knie nach unten drücken.

5 · 3 Minuten · Bauchatmung

Lege dich auf den Boden, Arme längs des Körpers, Handflächen zeigen nach oben. Entspanne den ganzen Körper, lass Kiefer und Muskeln locker. Achte auf deinen Atem. Beim Einatmen füllst du den Bauch mit Luft, beim Ausatmen ziehst du ihn nach innen.

1

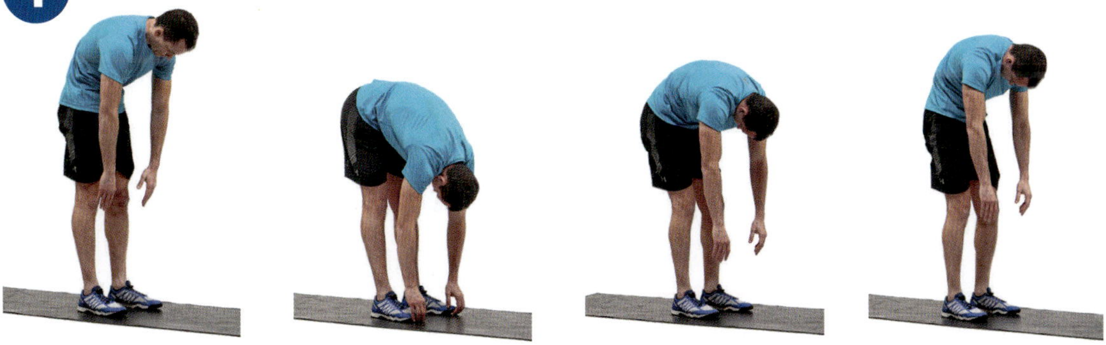

2

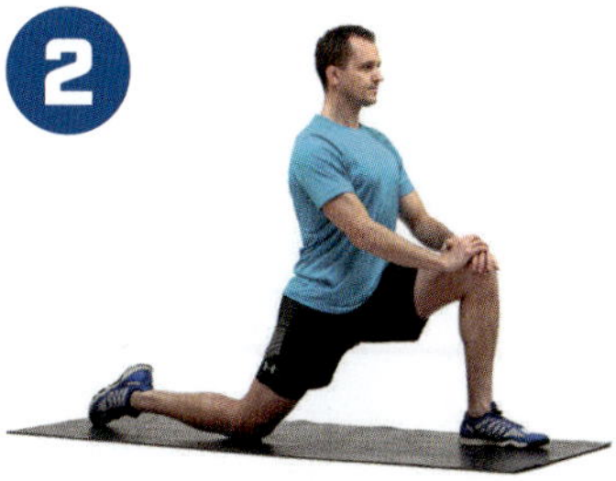

3

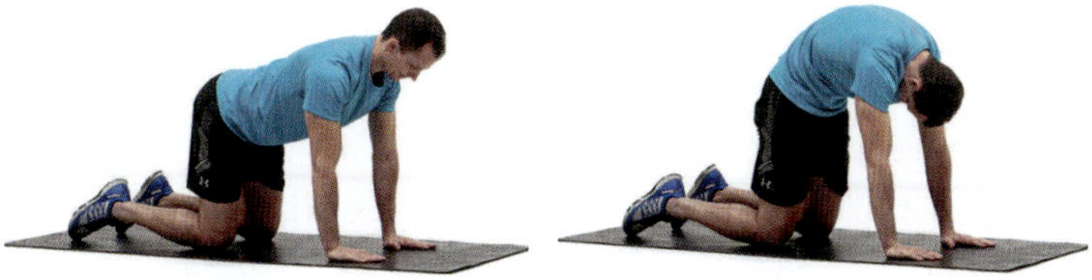

4

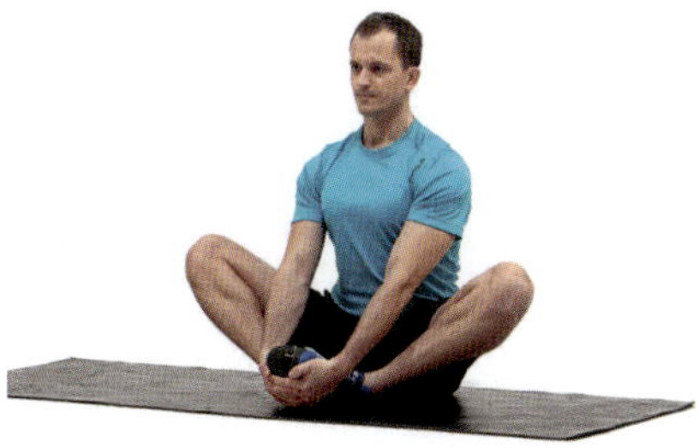

5

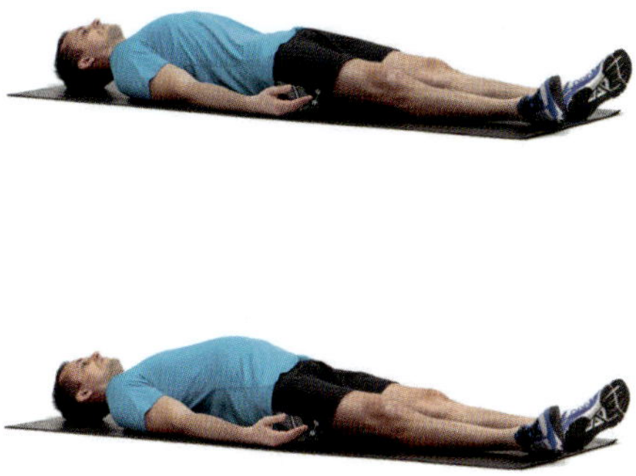

Cool-down 2

10 Minuten

1 • 2 Minuten • Leichtes Kardiotraining
Laufen (auf der Stelle, wenn es an Platz fehlt), leichtes Seilspringen oder auf der Stelle marschieren.

2 • 6 Minuten • Plank
Unterarmstütz, dann Seitstütz links und Seitstütz rechts auf den Unterarmen. Nach 20 bis 30 Sekunden die Position wechseln. 30 Sekunden Erholung. Wiederhole den Ablauf noch 2-mal. **Leichtere Variante:** die Knie ablegen.

3 • 2 Minuten • Statisches Dehnen
Dehnung von Waden, Oberschenkelrück- und -vorderseiten, Hüftbeuger, Adukktoren, Gesäß- und Bauchmuskeln, Trizeps und Schultern. Halte jede Position nicht länger als 10 Sekunden, da die Muskeln während des Workouts stark belastet worden sind. Aufhören, falls Schmerzen auftreten.

1

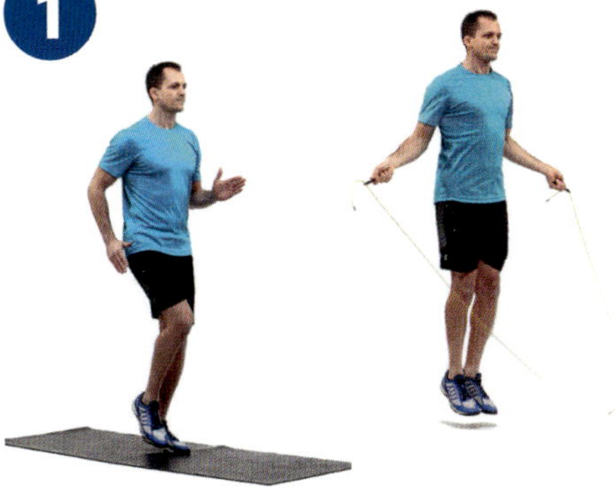

2

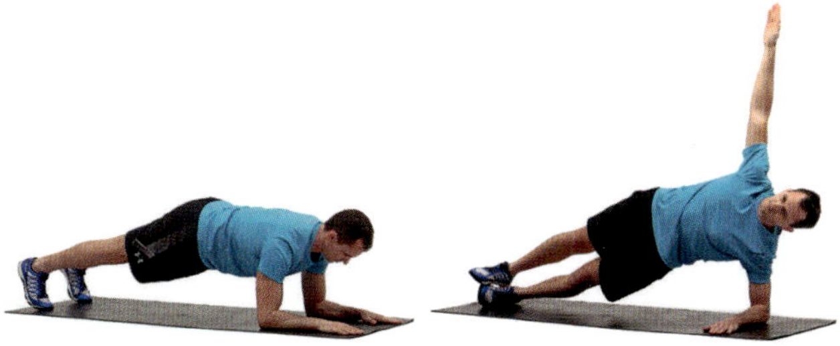

3

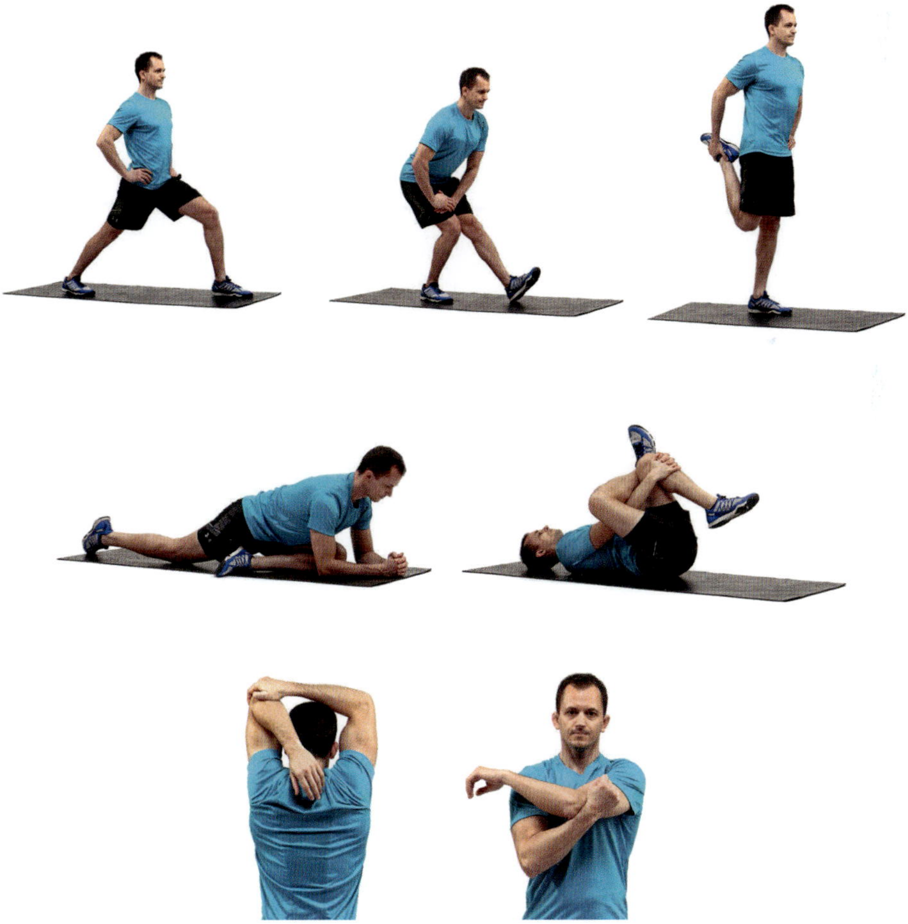

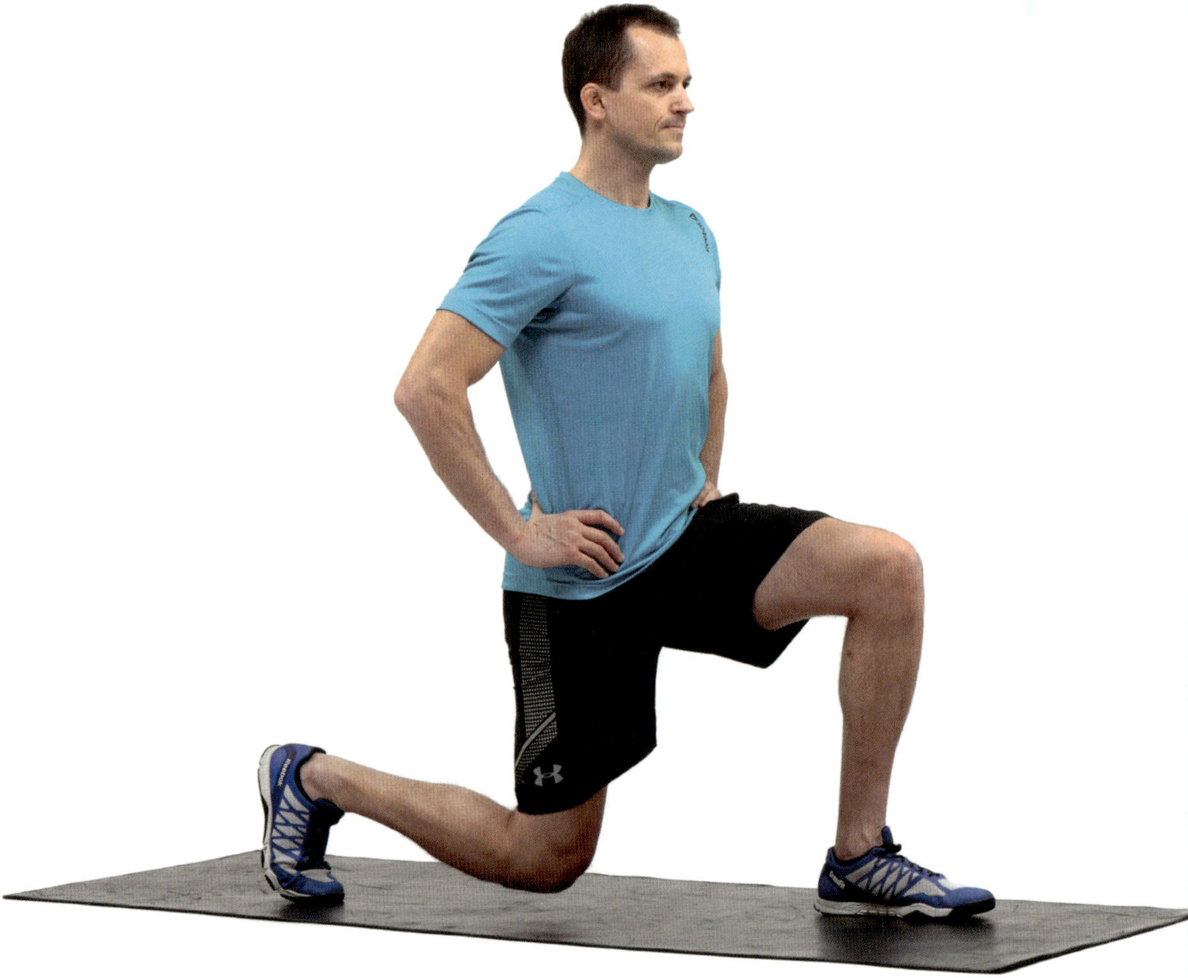

Grundlagenausdauer

Workout 1

12 Minuten

Beginne mit Warm-up 1 (Seite 24)

1 • 20 Sekunden • Jumping Jack

Im aufrechten Stand sind die Arme an den Körper angelegt. In eine Grätsche springen und die Arme über den Kopf führen. Dann zurück in die Ausgangsposition springen.

2 • 30 Sekunden • Squat

Einen etwas mehr als hüftbreiten Stand einnehmen, Rücken gerade, Zehenspitzen weisen leicht nach außen, Blick nach vorn. Mit dem Einatmen die Knie beugen und das Gesäß nach hinten schieben. Die Knie bleiben etwas nach außen gerichtet, die Fersen stehen fest auf dem Boden. Mit geradem Rücken die Hüften auf oder unter Kniehöhe absenken, Oberschenkel parallel zum Boden. Mit dem Ausatmen die Bauchmuskeln anspannen und zurück in die Ausgangsposition. Wiederhole dann die Übung.

3 • 30 Sekunden • Plank-Variationen

In den Unterarmstütz kommen und alle 10 Sekunden die Seite wechseln: Frontstütz, Seitstütz nach links, Seitstütz nach rechts. Der Rücken bleibt gerade, Schultern, Hüften und Fersen bilden eine Linie. Spanne die Bauchmuskeln an. **Leichtere Variante:** Knie auf dem Boden ablegen.

4 • 30 Sekunden • Beckenheben • 20 Sekunden Pause

Rückenlage einnehmen, Füße flach auf dem Boden und nahe am Gesäß aufstellen, Knie sind parallel, die Arme angelegt. Mit dem Ausatmen die Bauchmuskeln anspannen und das Becken nach oben heben. Mit dem Einatmen das Becken zurück in die Ausgangsposition senken. Wiederhole die Übung.

Hinweis: Wiederhole diese Sequenz 6-mal und schließe das Workout mit Cool-down 1 (Seite 30) ab.

1

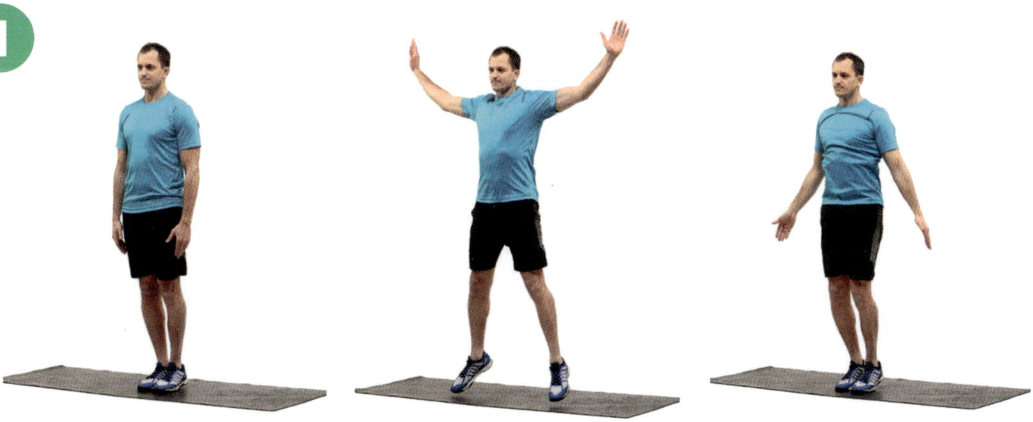

2

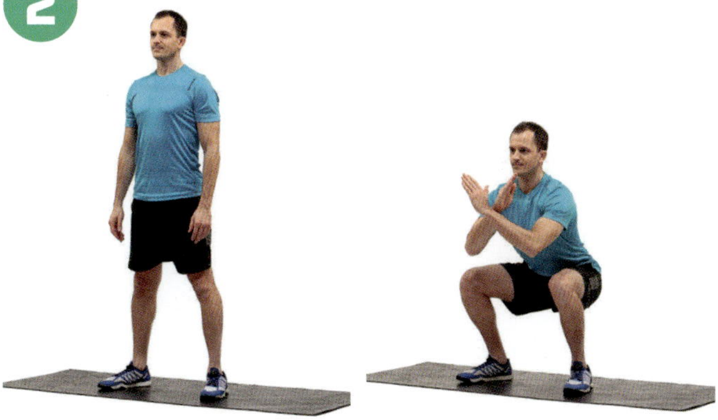

3

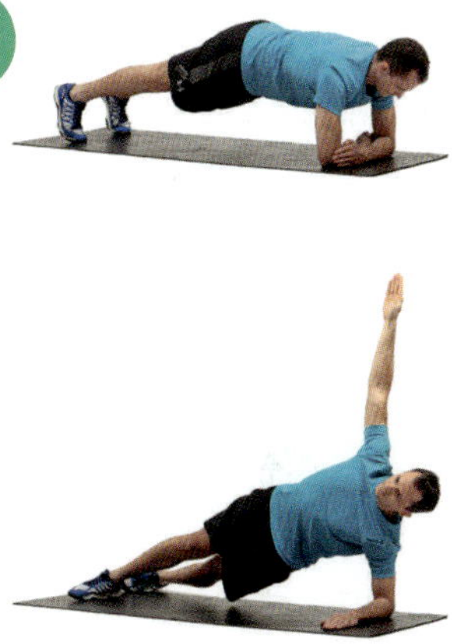

4

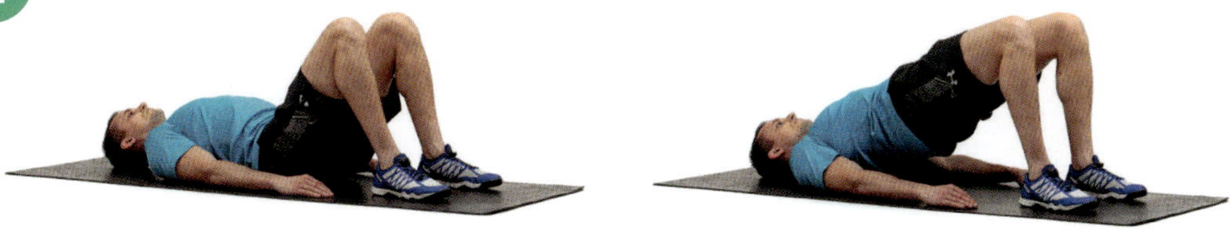

Workout 2

12 Minuten

Beginne mit Warm-up 1 (Seite 24)

1 • 30 Sekunden • Kniehebelauf

Die Bauchmuskeln anspannen und von einem Bein auf das andere springen, dabei die Knie im Wechsel nach vorn anheben. Nimm die Arme mit, um die Intensität zu steigern: Führe den linken Ellbogen nach vorn, wenn du das rechte Knie hebst, und umgekehrt.

2 • 30 Sekunden • Push-up

In die Liegestützposition kommen: die Hände schulterbreit oder etwas weiter auseinander platziert, der Oberkörper gerade. Mit dem Einatmen die Arme beugen und den Oberkörper möglichst nahe zum Boden absenken, wobei Brust und Becken auf einer Linie bleiben. Mit dem Ausatmen die Bauchmuskeln anspannen und wieder in die Ausgangsposition drücken. Wiederhole die Bewegung. **Leichtere Variante:** mit abgelegten Knien.

3 • 10 Wiederholungen pro Bein • Ausfallschritt rechts und links

Mit dem linken Fuß einen großen Schritt nach vorn steigen, die Knie beugen und das hintere Knie Richtung Boden absenken. Das vordere Knie befindet sich über der Ferse. Mit dem Ausatmen die Bauchmuskeln anspannen, dann mit dem vorderen Bein kräftig abstoßen und in die Ausgangsposition zurückkommen. Wechsle bei jeder Wiederholung das Bein.

4 • 30 Sekunden • Superman • 20 Sekunden Pause

In der Bauchlage Arme und Beine ausstrecken, die Wirbelsäule lang strecken. Mit dem Ausatmen die Bauchmuskeln anspannen und Arme, Kopf, Oberkörper und Füße vom Boden abheben. **Leichtere Variante:** Die Arme neben dem Körper ablegen.

Hinweis: Wiederhole diese Sequenz 6-mal und schließe das Workout mit Cool-down 1 (Seite 30) ab.

1

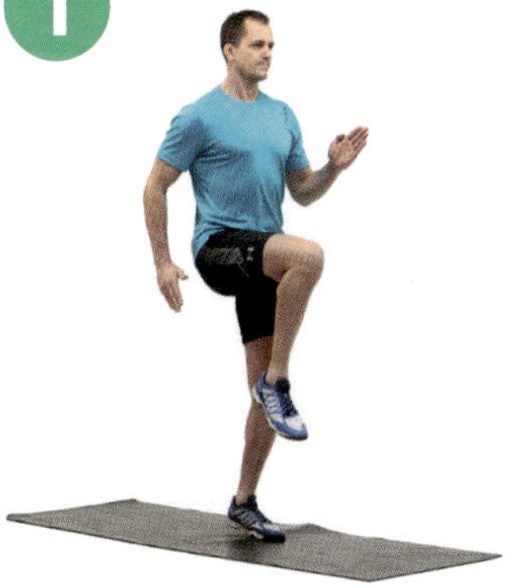

2

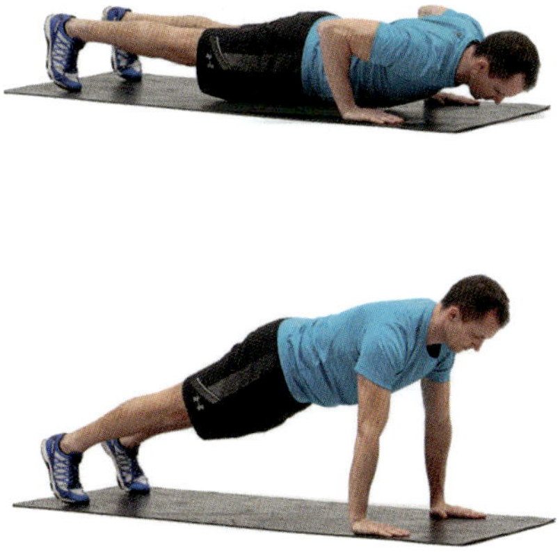

3

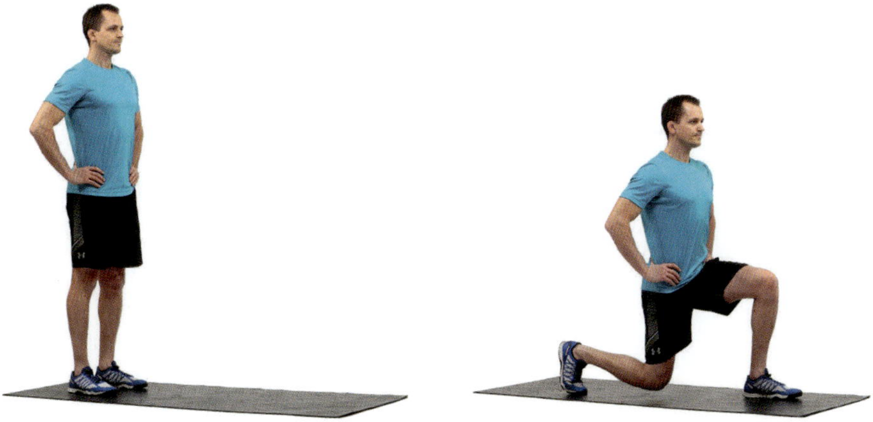

4

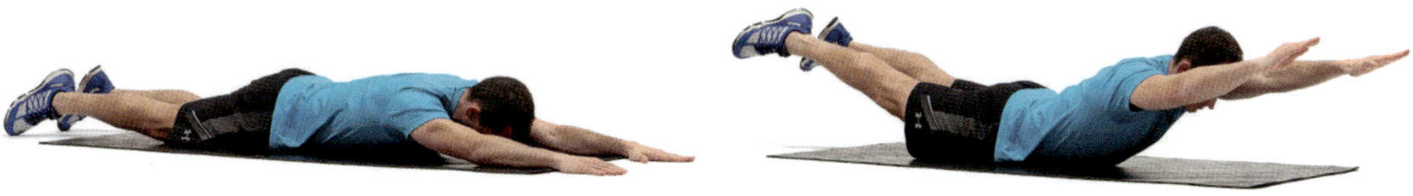

Workout 3

12 Minuten

Beginne mit Warm-up 1 (Seite 24)

1 • 20 Sekunden • Step-up auf eine Box

Stelle dich vor eine Stufe oder einen Stuhl. Mit dem Einatmen einen Fuß flach auf den Stuhl oder die Stufe stellen. Bauchmuskeln anspannen, kraftvoll nach oben steigen, dabei das andere Knie anheben. Wieder hinuntersteigen. Mit demselben Bein wiederholen. Wechsle das Bein in der nächsten Runde.

2 • 30 Sekunden • Seitstütz rechts

Im Seitstütz auf dem rechten Unterarm und den Fußkanten abstützen. Die Beine sind gestreckt, der linke Arm zeigt senkrecht nach oben. Die Bauchmuskeln anspannen. Knie, Becken und Schultern sind auf einer Linie. Der Oberkörper ist nach vorn gerichtet, die Hüfte bleibt oben. **Leichtere Variante:** mit abgelegten Knien.

3 • 30 Sekunden • Beckenheben

In der Rückenlage die Füße flach auf dem Boden und nahe am Gesäß aufstellen, die Knie parallel halten, die Arme sind angelegt. Mit dem Ausatmen die Bauchmuskeln anspannen und das Becken nach oben heben. Mit dem Einatmen das Becken zurück in die Ausgangsposition senken. Wiederhole die Übung.

4 • 30 Sekunden • Seitstütz links • 20 Sekunden Pause

Seitstütz auf der linken Seite wiederholen.

Hinweis: Wiederhole diese Sequenz 6-mal und schließe das Workout mit Cool-down 1 (Seite 30) ab.

1

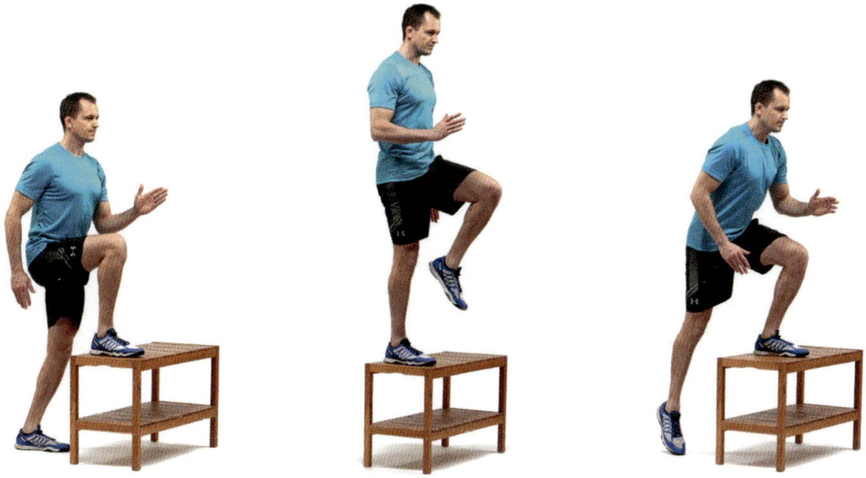

2

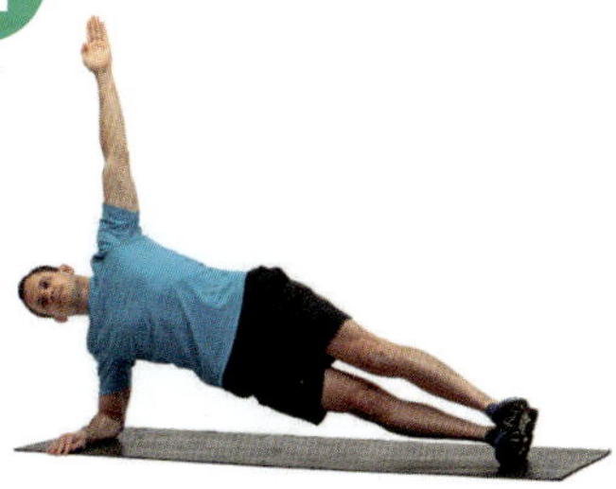

3

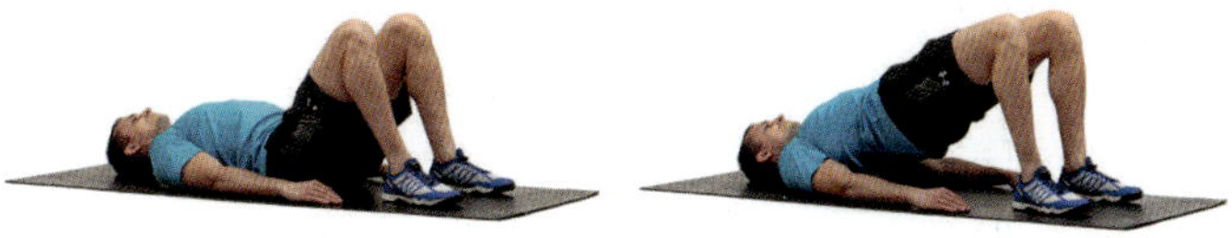

4

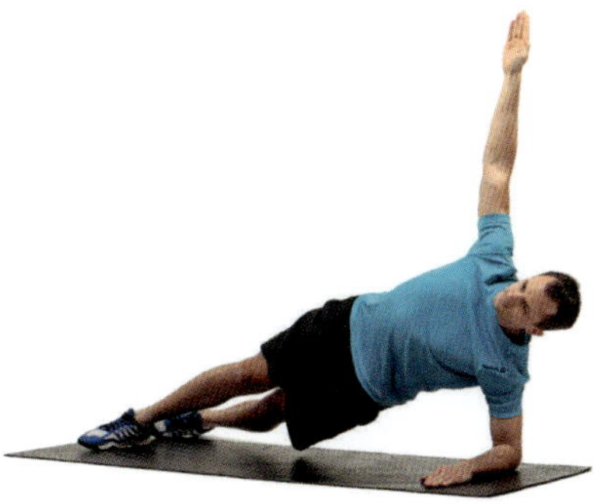

Workout 4

10 Minuten

Beginne mit Warm-up 1 (Seite 24)

1 • 30 Sekunden • Kniebeuge aus der Stützposition

Beginne in der Liegestützposition. Mit dem Einatmen die Knie beugen und das Gesäß nach hinten schieben. Den Rücken lang strecken. Mit dem Ausatmen die Bauchmuskeln anspannen und dynamisch wieder nach vorn in die Liegestützposition kommen. Fersen, Hüften und Schultern sind in einer Linie, der Körper bleibt angespannt. Wiederhole die Übung.

2 • 12 Wiederholungen pro Bein • Bein- und Armheben aus dem Vierfüßler

Im Vierfüßlerstand die Hände unter den Schultern und die Knie unter den Hüften platzieren, der Kopf ist in der Verlängerung der Wirbelsäule. Mit dem Ausatmen die Bauchmuskeln anspannen und einen Arm und das entgegengesetzte Bein so ausstrecken, dass sie eine horizontale Linie bilden. Hüften und Schultern bleiben parallel zum Boden. Mit dem Einatmen in die Ausgangsposition zurückkommen und die Seite wechseln.

3 • 30 Sekunden • Thruster-Kniebeuge • **20 Sekunden Pause**

Beuge die Ellbogen und positioniere die Hanteln nahe den Schultern. Mit dem Einatmen in eine Kniebeuge kommen. Mit dem Ausatmen die Bauchmuskeln anspannen und die Füße fest in den Boden schieben, dabei wieder aufrichten. Nutze die Kraft der Beine, um gleichzeitig die Arme über den Kopf zu strecken. Mit dem Einatmen wieder in die Kniebeuge absenken, die Ellbogen beugen und die Hanteln nahe an die Schultern bringen. Wiederhole die Übung. **Leichtere Variante:** ohne Hanteln.

Hinweis: Wiederhole diese Sequenz 6-mal und schließe das Workout mit Cool-down 1 (Seite 30) ab.

1

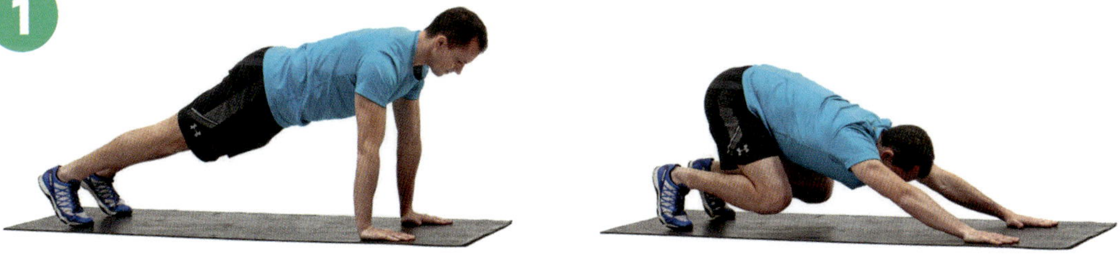

2

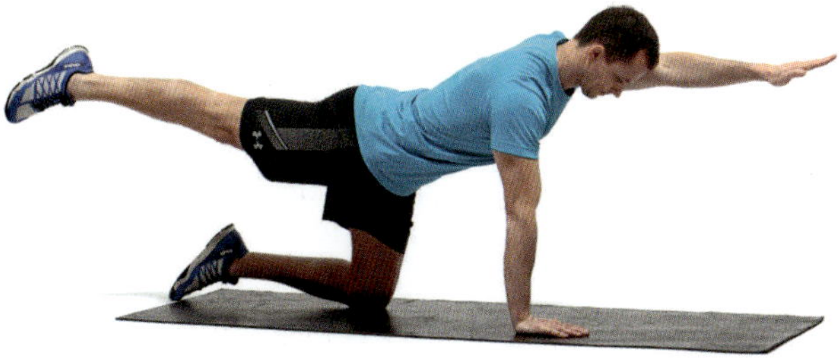

3

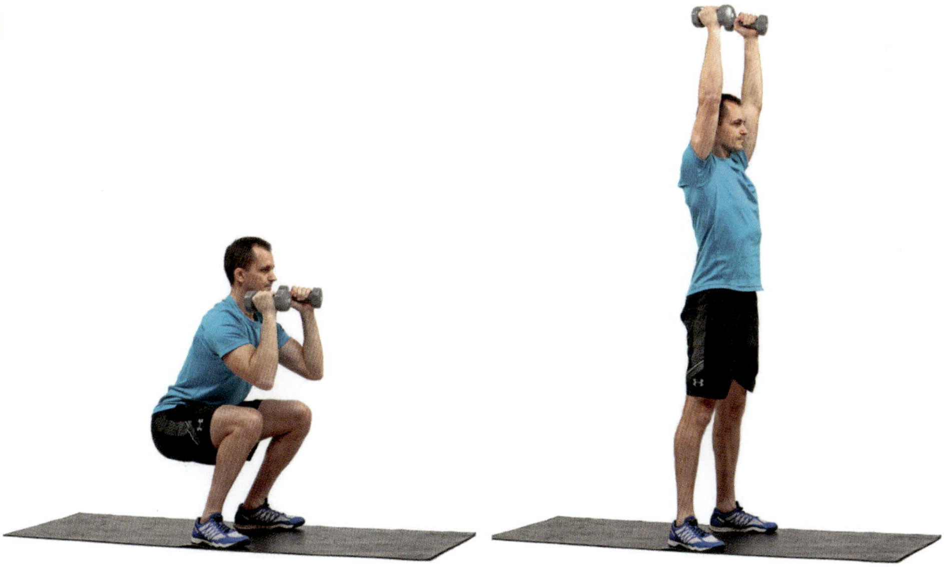

Workout 5

12 Minuten

Beginne mit Warm-up 1 (Seite 24)

1 • 12 Wiederholungen • Ausfallschritte mit Knieheben rechts

Mit dem rechten Bein einen Schritt nach hinten steigen, die Knie beugen und den Oberkörper mit geradem Rücken senkrecht absenken. Das rechte Knie sinkt Richtung Boden. Beim Ausatmen mit dem Bein abstoßen, um in die Ausgangsposition zurückzukehren. Das rechte Knie sofort auf Hüfthöhe anheben. Aus dieser Position einen weiteren Ausfallschritt nach rechts hinten anschließen. **Leichtere Variante:** Ausfallschritt ohne Knieheben.

2 • 30 Sekunden halten • Vom Herabschauenden Hund in die Liegestützposition

Im Vierfüßlerstand die Hände unter den Schultern und die Knie unter den Hüften platzieren. Die Fußballen aufsetzen. Die Knie vom Boden abheben und das Becken nach oben schieben, Arme und Beine bleiben gestreckt. Wandere mit den Händen so weit nach vorn, dass der Rücken sich dehnt. Der Kopf bleibt zwischen den Schultern, Blick Richtung Knie. Mit dem Einatmen in die Liegestützposition zurückkommen.

3 • 12 Wiederholungen • Ausfallschritte mit Knieheben links

Ausfallschritte mit Knieheben auf der linken Seite wiederholen.

4 • 20 Sekunden • Käfer 1 • 20 Sekunden Pause

In der Rückenlage die Arme längs des Körpers ablegen. Die Knie in einem 90-Grad-Winkel über die Hüften anheben. Die Bauchmuskeln anspannen und das rechte Bein absenken und ausstrecken, die Ferse zeigt zum Boden. Das linke Knie bleibt im rechten Winkel, das Becken stabil und die Lendenwirbelsäule auf dem Boden. Mit dem Einatmen das Bein wieder in den rechten Winkel zurückbewegen. Wiederhole die Übung mit dem anderen Bein.

Hinweis: Wiederhole diese Sequenz 6-mal und schließe das Workout mit Cool-down 1 (Seite 30) ab.

1

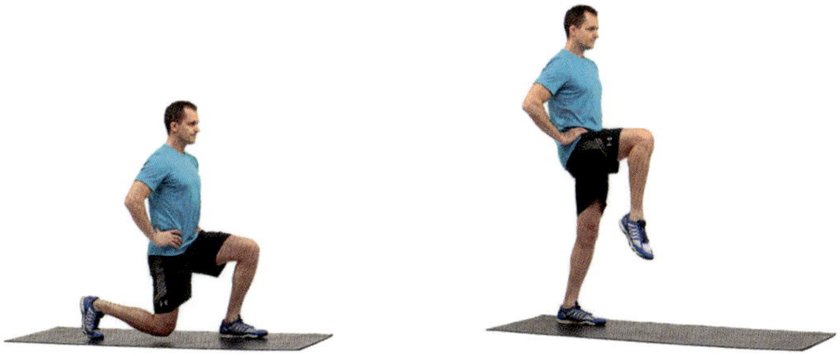

2

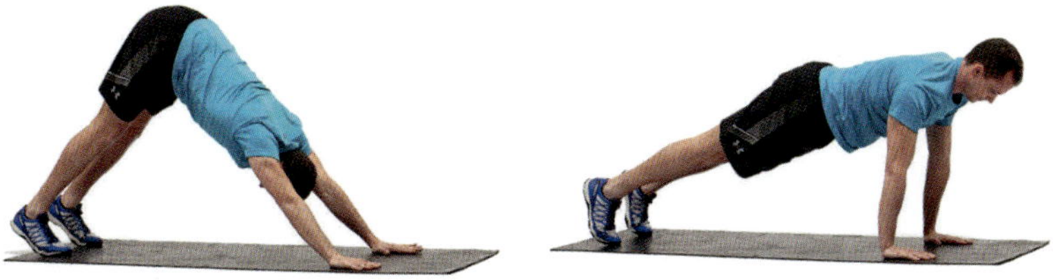

3

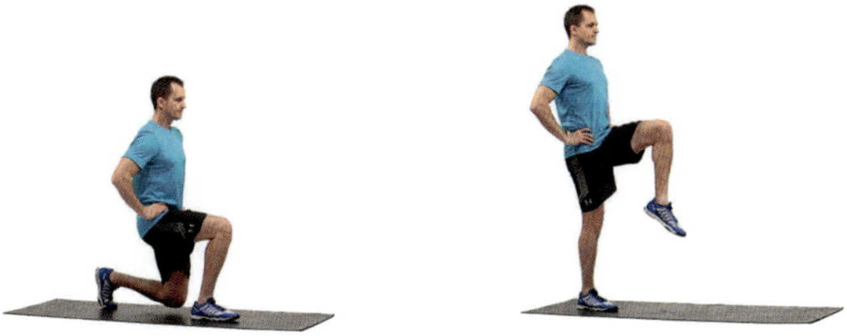

4

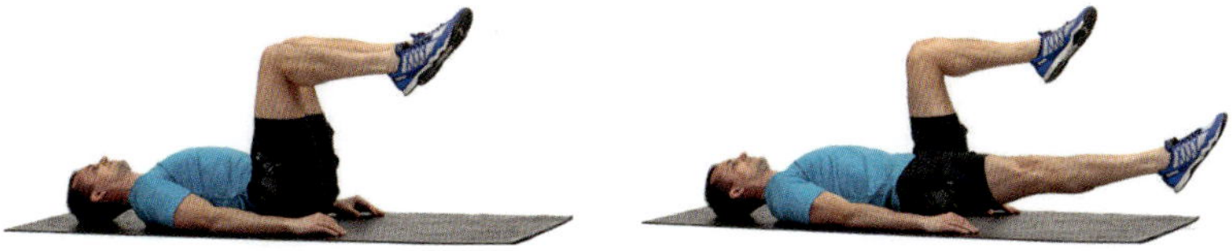

Workout 6

15 Minuten

Beginne mit Warm-up 2 (Seite 26)

1 • 45 Sekunden • Tiefer Squat mit Touchdown

Aufrechter Stand, die Füße etwas mehr als schulterbreit auseinander, Füße und Knie sind leicht ausgedreht. In eine tiefe Kniebeuge absenken, bis die Finger den Boden berühren. Der Rücken bleibt gerade. Richte dich wieder auf und wiederhole die Bewegung.

2 • 30 Sekunden • Push-up

In die Liegestützposition kommen: die Hände schulterbreit oder etwas weiter auseinander platziert, der Oberkörper gerade. Mit dem Einatmen die Arme beugen und den Oberkörper möglichst nahe zum Boden absenken, wobei Brust und Becken auf einer Linie bleiben. Mit dem Ausatmen die Bauchmuskeln anspannen und wieder in die Ausgangsposition drücken. Wiederhole die Bewegung. **Leichtere Variante:** mit abgelegten Knien.

3 • 30 Sekunden • Dip **• 20 Sekunden Pause**

Mit den Händen auf einen stabilen Stuhl stützen, die Hände sind unter den Schultern, die Finger zeigen zum Gesäß, die Beine sind gestreckt. Die Brust mit geradem Rücken nach vorn strecken. Mit dem Einatmen die Ellbogen bis auf Schulterhöhe beugen, den Körper absenken. Mit dem Ausatmen die Bauchmuskeln anspannen und in die Ausgangsposition drücken. **Leichtere Variante:** Die Füße so nahe an den Stuhl heranstellen, dass die Knie in einem 90-Grad-Winkel gebeugt sind.

Hinweis: Wiederhole diese Sequenz 7-mal und schließe das Workout mit Cool-down 2 (Seite 32) ab.

1

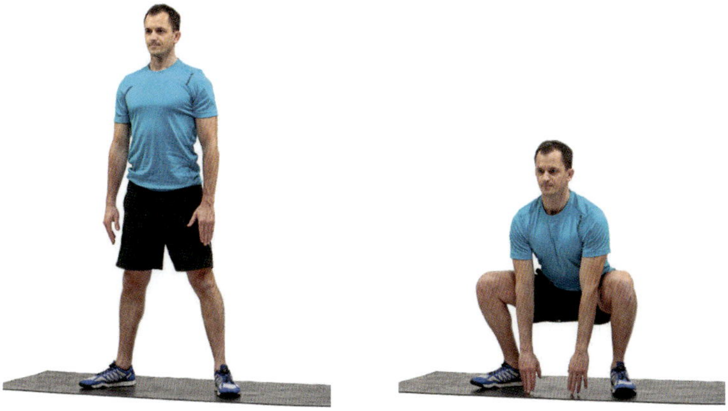

2

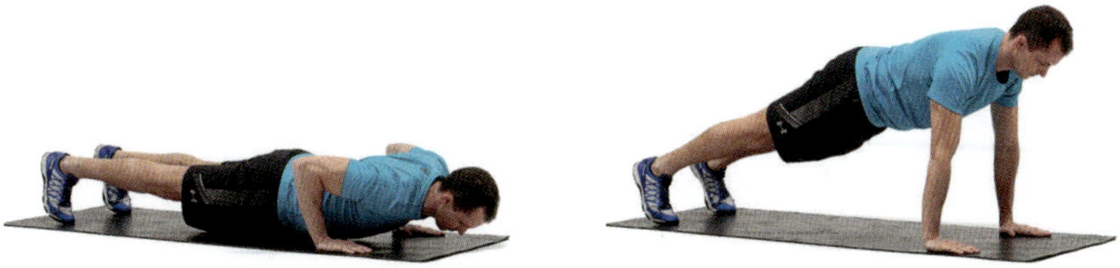

3

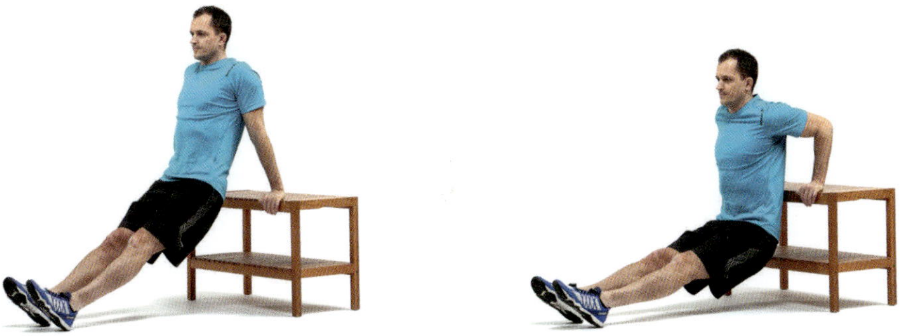

Workout 7

15 Minuten

Beginne mit Warm-up 2 (Seite 26)

1 • 30 Sekunden • Burpee ohne Sprung

In die Kniebeuge kommen und die Hände vor den Füßen auf den Boden platzieren. Mit dem Ausatmen die Bauchmuskeln anspannen und mit beiden Beinen nach hinten in die Liegestützposition springen. In die tiefe Liegestützposition absenken, die Bauchmuskeln bleiben angespannt. Mit dem Ausatmen hochdrücken. Mit den Füßen wieder nach vorn zu den Händen springen. Richte dich dann wieder auf und wiederhole diese Abfolge: Squat – Plank – Liegestütz – Plank – Squat. **Leichtere Variante:** für den Liegestütz die Knie ablegen.

2 • 12 Wiederholungen • Rumänisches Kreuzheben auf einem Bein (rechts)

Aufrechter Stand, eine Hantel in der rechten Hand. Mit dem Einatmen das rechte Bein nach hinten gestreckt anheben und gleichzeitig den Oberkörper mit geradem Rücken nach vorn senken. Mit dem Ausatmen die Bauchmuskeln anspannen und in den aufrechten Stand zurückkommen.

3 • 45 Sekunden • Bergsteiger

In die Liegestützposition kommen, die Arme sind gestreckt, die Hände schulterbreit auseinander. Ziehe abwechselnd das rechte und das linke Knie zur Brust. Den Rücken dabei gerade und die Hüften parallel zum Boden halten. Die Bauchmuskeln sind angespannt.

4 • 12 Wiederholungen • Rumänisches Kreuzheben auf einem Bein (links) • 20 Sekunden Pause

Rumänisches Kreuzheben mit dem linken Bein wiederholen.

Hinweis: Wiederhole diese Sequenz 6-mal und schließe das Workout mit Cool-down 2 (Seite 32) ab.

1

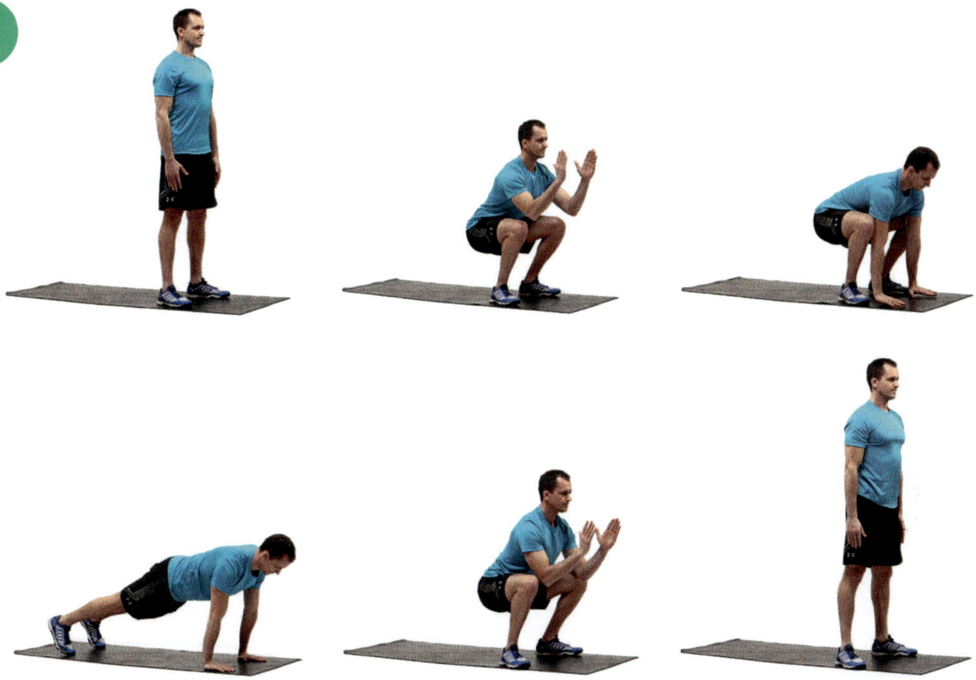

2 + 4

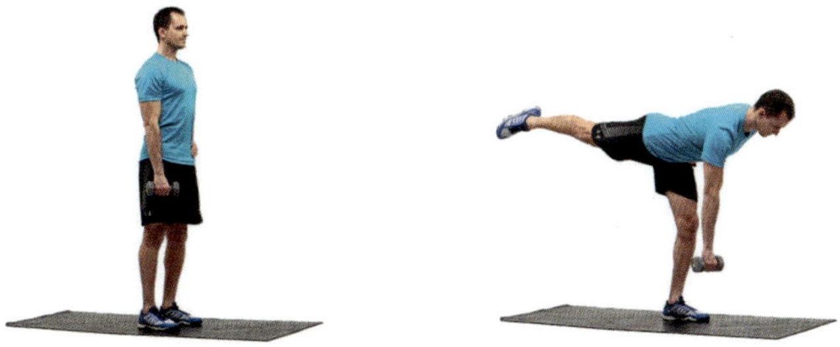

3

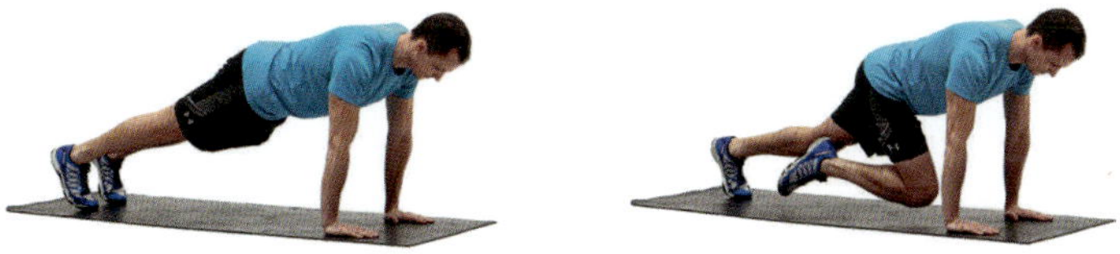

Workout 8

15 Minuten

Beginne mit Warm-up 2 (Seite 26)

1 • 45 Sekunden • Thruster-Kniebeuge

Beuge die Ellbogen und positioniere die Hanteln nahe den Schultern. In eine Kniebeuge kommen. Nutze die Kraft der Beine, um gleichzeitig die Arme über den Kopf zu strecken. Mit dem Einatmen wieder in die Kniebeuge absenken, die Ellbogen beugen und die Hanteln nahe an die Schultern bringen. Wiederhole die Übung. **Leichtere Variante:** ohne Hanteln.

2 • 12 Wiederholungen pro Seite • Rudern in der Liegestützposition

Mit jeder Hand eine Kurzhantel greifen und in die Liegestützposition kommen. Mit dem Ausatmen die Bauchmuskeln anspannen und einen Arm mit dem Ellbogen nach hinten oben ziehen. Dabei bleibt der Arm nah am Körper, Hüften und Schultern sind gerade. Mit dem Einatmen in die Ausgangsposition zurückkehren. **Leichtere Variante:** ohne Hanteln oder mit abgelegten Knien.

3 • 45 Sekunden • Skater-Sprünge

Einen Sprung zur linken Seite, dann einen zur rechten ausführen. Dabei die Knie beugen und den Oberkörper leicht nach vorn neigen. Das angehobene Bein kreuzt hinter dem Standbein. Stoße dich mit dem Standbein kräftig ab, die Arme schwingen mit.

4 • 1 Minute • Seitstütz rechts und links • 20 Sekunden Pause

Komme in den Seitstütz. Halte die Position 30 Sekunden. Wechsle dann direkt auf die linke Seite, wieder 30 Sekunden halten. Strecke die Wirbelsäule lang und spanne die Bauchmuskeln an. Knie, Becken und Schultern bilden eine Linie, die Hüfte bleibt oben. **Leichtere Variante:** Auf die Unterarme stützen oder die Knie ablegen.

Hinweis: Wiederhole diese Sequenz 6-mal und schließe das Workout mit Cool-down 2 (Seite 32) ab.

1

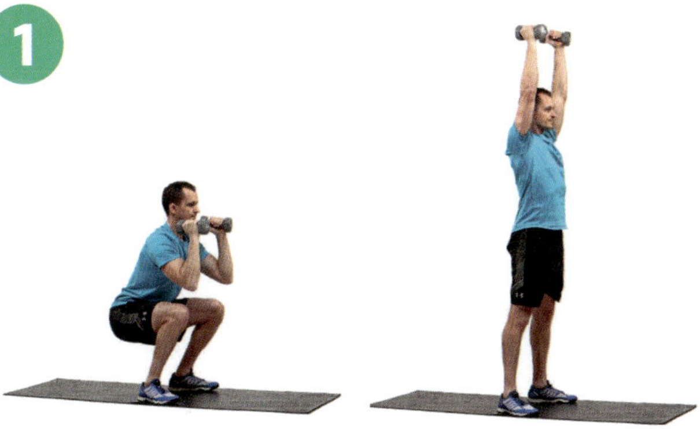

2

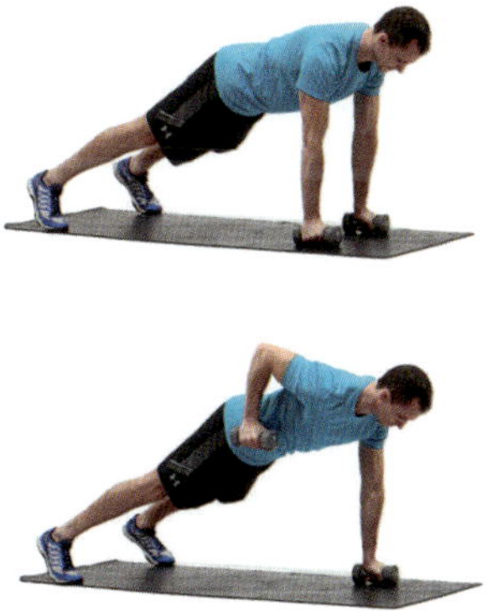

3

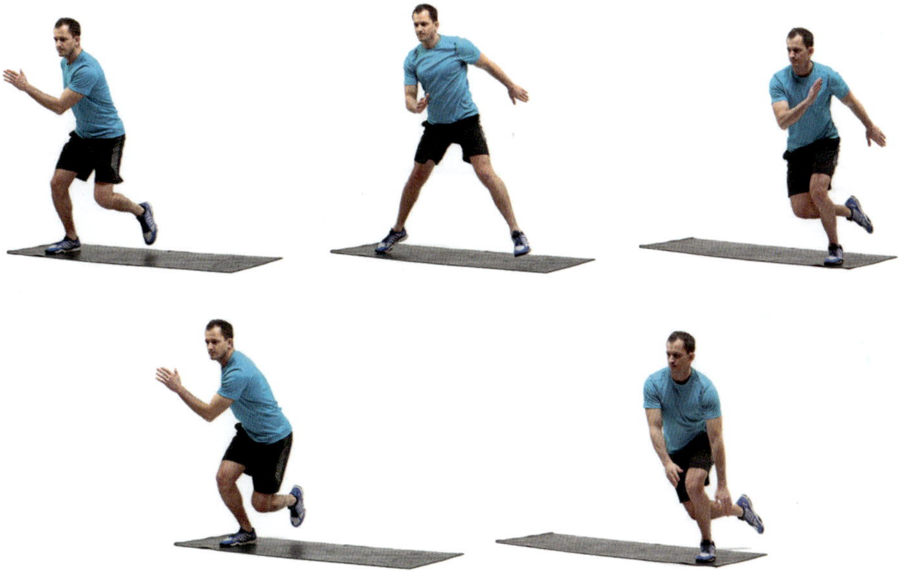

4

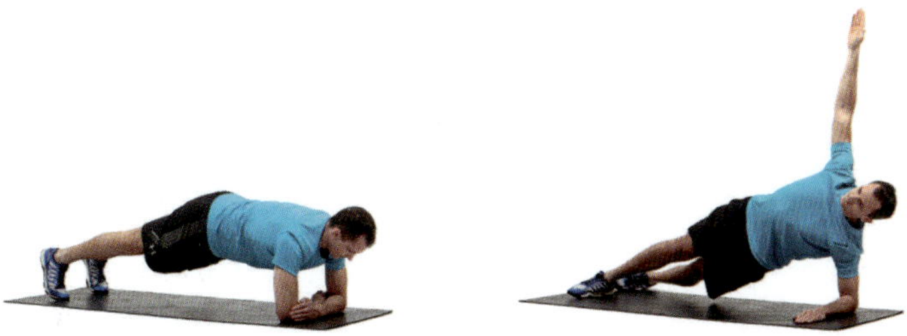

Workout 9

15 Minuten

Beginne mit Warm-up 2 (Seite 26)

1 • 1 Minute • Shuffle nach links und rechts

Aufrechter Stand, die Füße hüftbreit auseinander, die Knie leicht gebeugt. Mache drei rasche Schritte nach links, dann nach rechts, und wiederhole die Bewegung. Wechsle schnell die Richtung, indem du dich mit dem äußeren Bein kräftig abstößt. **Schwierigere Variante:** Die Hände hinter den Kopf legen und das Tempo erhöhen.

2 • 15 Wiederholungen pro Bein • Einbeiniges Beckenheben mit wechselndem Bein

In der Rückenlage die Füße flach auf dem Boden und nahe am Gesäß aufstellen, die Knie parallel, die Arme längs des Körpers ablegen. Mit dem Ausatmen die Bauchmuskeln anspannen und das Becken anheben. Mit dem Einatmen ein Bein nach oben anheben. Mit dem Ausatmen den Fuß zurückstellen.

3 • 30 Sekunden • Burpee ohne Push-up • 20 Sekunden Pause

Aus dem aufrechten Stand in die Kniebeuge kommen, die Hände vor den Füßen auf den Boden platzieren. Mit beiden Beinen nach hinten in die Liegestützposition springen. Wieder nach vorn zu den Händen springen. Richte dich wieder auf und führe einen Strecksprung aus, nimm die Arme nach oben mit. Wiederhole dann diese Abfolge: Squat – Plank – Squat – Sprung.

Hinweis: Wiederhole diese Sequenz 7-mal und schließe das Workout mit Cool-down 2 (Seite 32) ab.

1

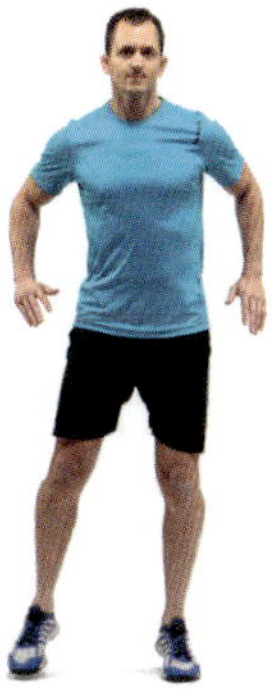

2

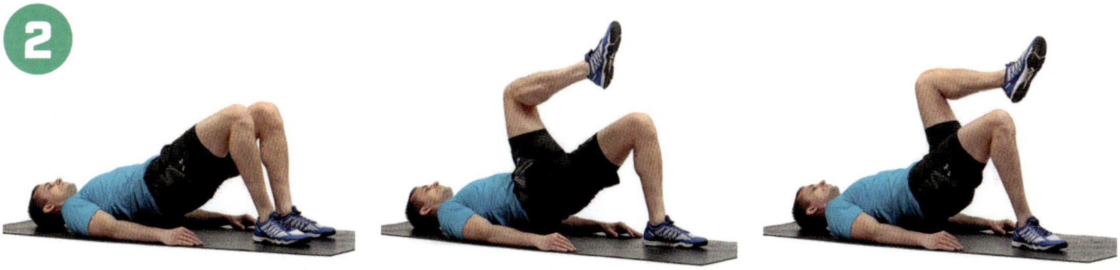

3

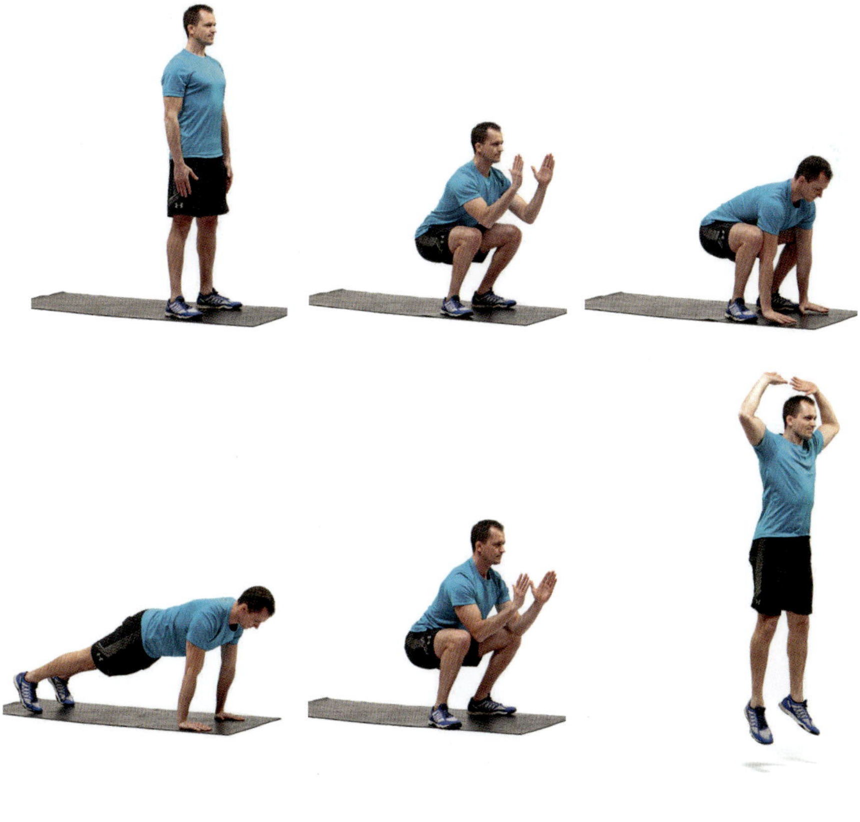

Workout 10

15 Minuten

Beginne mit Warm-up 2 (Seite 26)

1 • 45 Sekunden • Kniehebelauf

Aufrechter Stand, der Rücken bleibt in dieser Übung gerade. Die Bauchmuskeln anspannen und von einem Bein auf das andere springen, dabei die Knie im Wechsel nach vorn anheben. Nimm die Arme mit, um die Intensität zu steigern: Führe den linken Ellbogen nach vorn, wenn du das rechte Knie hebst, und umgekehrt.

2 • 12 Wiederholungen pro Seite • Käfer 2

In der Rückenlage beide Arme nach oben strecken. Die Knie in einem 90-Grad-Winkel über die Hüften anheben. Mit dem Ausatmen die Bauchmuskeln anspannen und das rechte Bein ausstrecken und absenken. Halte das Becken stabil und die Lendenwirbelsäule in Bodennähe. Die Beinposition wechseln. **Leichtere Variante:** Käfer 1 (Seite 44)

3 • 45 Sekunden • Bergsteiger diagonal **• 20 Sekunden Pause**

In der Liegestützposition einatmen und die Wirbelsäule lang strecken. Mit dem Ausatmen die Bauchmuskulatur anspannen und erst das eine, dann das andere Knie im dynamischen Wechsel zur entgegengesetzten Schulter ziehen. Halte dabei das Becken stabil und atme gleichmäßig.

Hinweis: Wiederhole diese Sequenz 7-mal und schließe das Workout mit Cool-down 2 (Seite 32) ab.

1

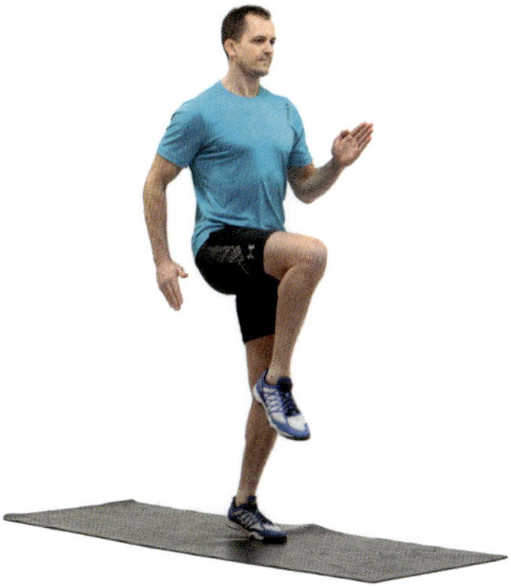

2

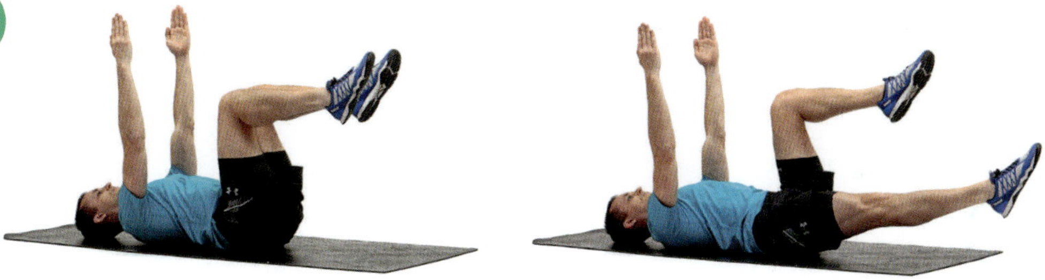

3

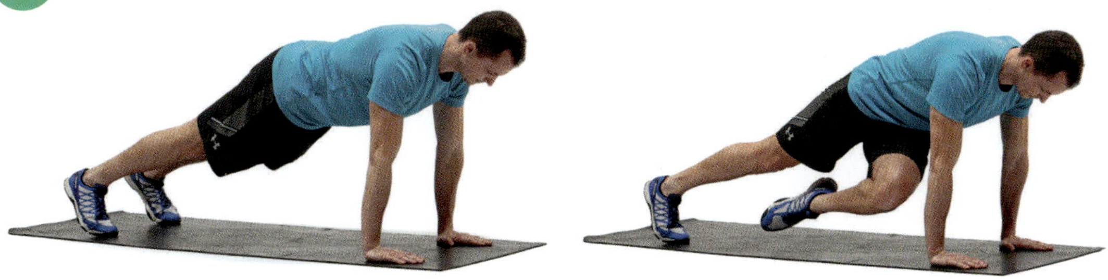

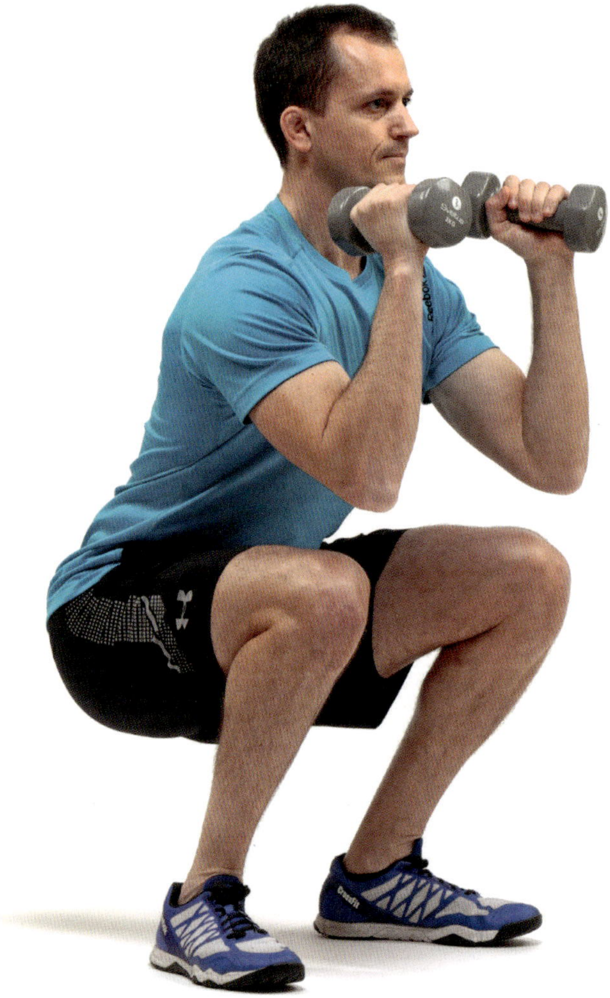

Intervalltraining

Workout 1

12 Minuten

Beginne mit Warm-up 1 (Seite 24)

1 • 30 Sekunden • Seal Jack • 30 Sekunden Pause

Im aufrechten Stand die Füße hüftbreit aufstellen und die Arme nach vorn strecken. Mit einem Sprung in die Grätsche springen und die Arme zu beiden Seiten öffnen. Wieder in die Ausgangsposition zurückspringen und mit langen Armen vorn in die Hände klatschen.

2 • 30 Sekunden • Bären-Plank • 30 Sekunden Pause

Im Vierfüßlerstand die Hände genau unter den Schultern und die Knie unter den Hüften platzieren. Die Zehenspitzen aufstellen. Mit dem Einatmen die Wirbelsäule lang strecken. Mit dem Ausatmen die Bauchmuskeln anspannen und die Knie vom Boden heben. Halte die Position und atme gleichmäßig weiter.

3 • 30 Sekunden • Kniehebelauf • 30 Sekunden Pause

Laufe auf der Stelle, wobei du nur mit den Fußballen aufsetzt. Hebe dabei abwechslungsweise das rechte und das linke Knie zur Brust. Nimm den dem Knie gegenüberliegenden Arm mit, um im Gleichgewicht zu bleiben. Halte den Oberkörper aufrecht, Rücken und Kopf gerade.

4 • 30 Sekunden • Hollow Hold mit angewinkelten Beinen • 30 Sekunden Pause

In der Rückenlage die Knie in einem 90-Grad-Winkel über die Hüften anheben. In dieser Position die Bauchmuskeln anspannen und Kopf und Schultern vom Boden abheben. Die Arme vom Boden lösen und nach vorn Richtung Knie strecken, der Blick geht ebenfalls Richtung Knie. **Leichtere Variante:** Eine Hand hinter den Kopf legen.

Hinweis: Für alle Übungen gilt: 30 Sekunden Belastung, 30 Sekunden Erholung. Wiederhole diese Sequenz 4-mal, anschließend Cool-down 1 (Seite 30).

1

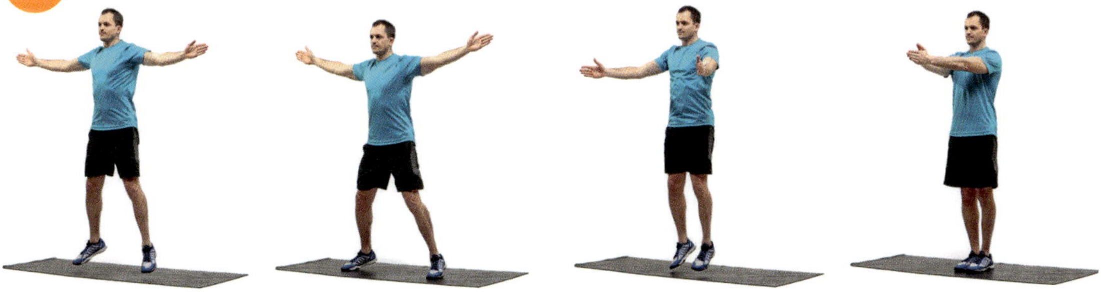

2

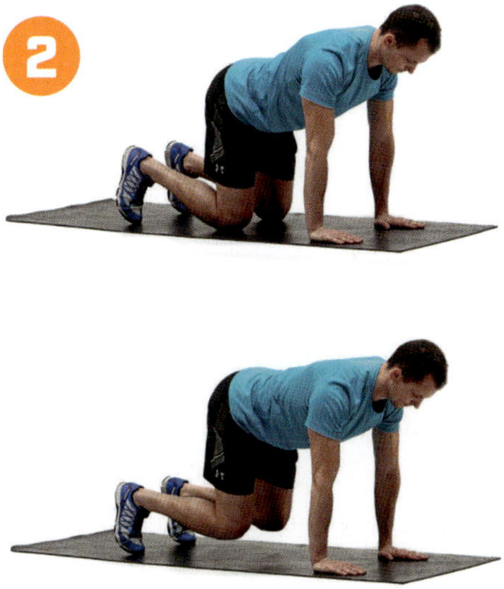

3

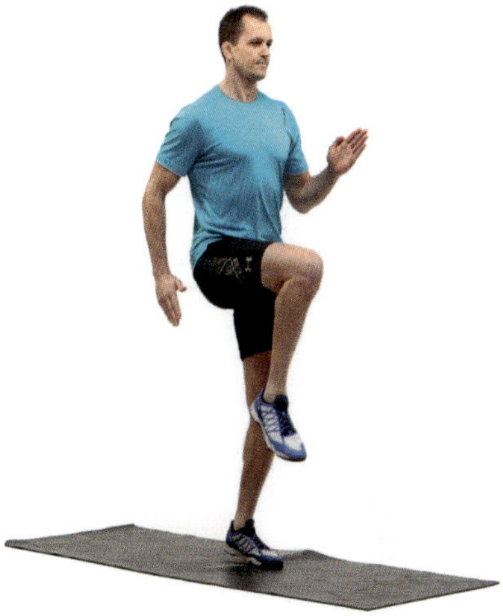

4

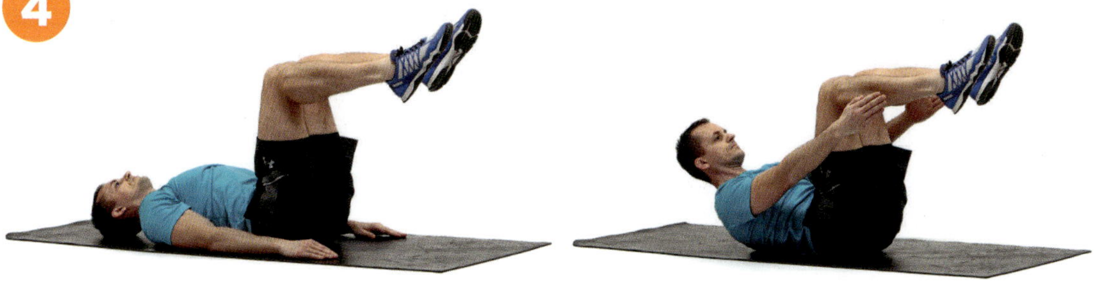

Workout 2

12 Minuten

Beginne mit Warm-up 1 (Seite 24)

1 • 30 Sekunden • Halber Burpee **• 30 Sekunden Pause**
Mit dem Einatmen in die Kniebeuge kommen und die Hände vor den Füßen auf den Boden platzieren. Mit dem Ausatmen die Bauchmuskeln anspannen und mit beiden Beinen nach hinten in die Liegestützposition springen. Mit dem Einatmen wieder nach vorn zu den Händen springen. Aufrichten und diese Abfolge wiederholen: Squat – Plank – Squat.

2 • 30 Sekunden • Superman **• 30 Sekunden Pause**
In der Bauchlage die Arme und Beine ausstrecken. Mit dem Einatmen die Wirbelsäule lang strecken. Mit dem Ausatmen die Bauchmuskeln anspannen und Arme, Kopf, Oberkörper und Füße vom Boden abheben. Arme und Beine bleiben gestreckt. **Leichtere Variante:** Die Arme neben dem Körper ablegen.

3 • 30 Sekunden • Tiefer Squat mit Touchdown **• 30 Sekunden Pause**
Aufrechter Stand, die Füße etwas mehr als schulterbreit auseinander, Füße und Knie sind leicht ausgedreht. In eine tiefe Kniebeuge absenken, bis die Finger den Boden berühren. Der Rücken bleibt gerade. Richte dich wieder auf und wiederhole die Bewegung.

4 • 30 Sekunden • Käfer 2 **• 30 Sekunden Pause**
In der Rückenlage beide Arme nach oben strecken. Die Knie in einem 90-Grad-Winkel über die Hüften anheben. Mit dem Ausatmen die Bauchmuskeln anspannen und das rechte Bein ausstrecken und absenken. Halte das Becken stabil und die Lendenwirbelsäule in Bodennähe. Die Beinposition wechseln. **Leichtere Variante:** Käfer 1 (Seite 44)

Hinweis: Für alle Übungen gilt: 30 Sekunden Belastung, 30 Sekunden Erholung. Wiederhole diese Sequenz 3-mal, anschließend Cool-down 1 (Seite 30).

1

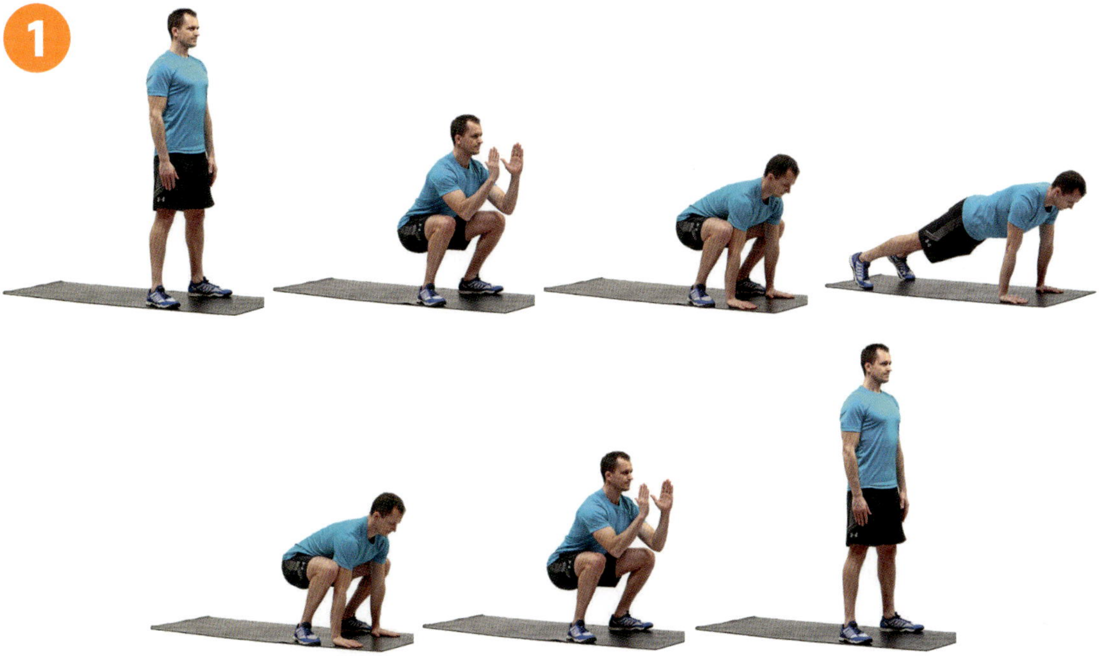

2

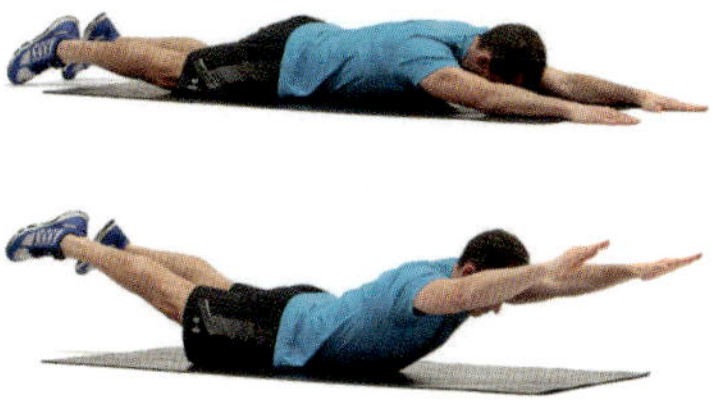

3

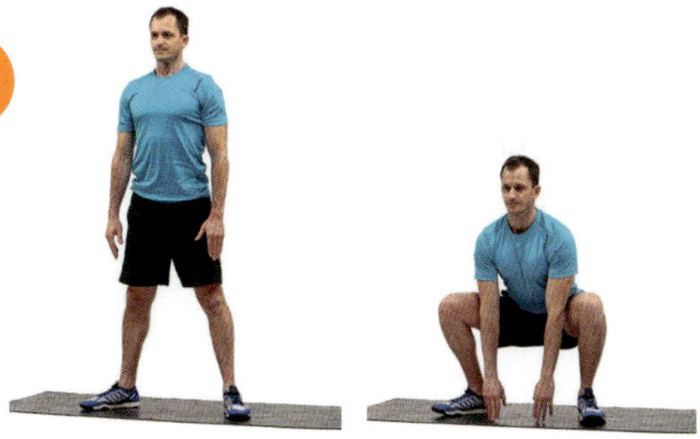

4

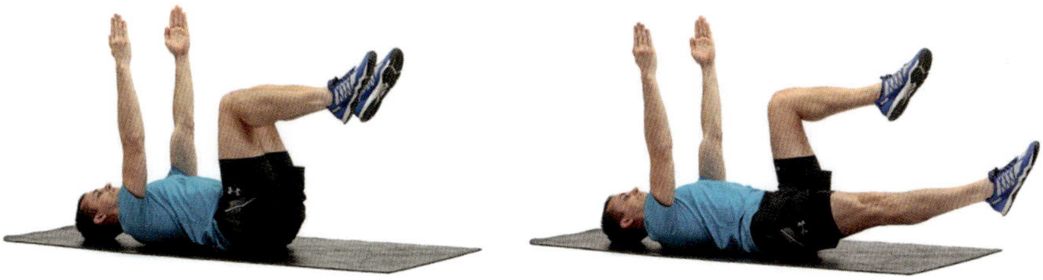

Workout 3

12 Minuten

Beginne mit Warm-up 1 (Seite 24)

1 • 30 Sekunden • Seal Jack **• 30 Sekunden Pause**
Im aufrechten Stand die Füße hüftbreit aufstellen und die Arme nach vorn strecken. Mit einem Sprung in die Grätsche springen und die Arme zu beiden Seiten öffnen. Wieder in die Ausgangsposition zurückspringen und mit langen Armen vorn in die Hände klatschen.

2 • 30 Sekunden • Squat **• 30 Sekunden Pause**
Einen etwas mehr als hüftbreiten Stand einnehmen, Rücken gerade, Zehenspitzen weisen leicht nach außen. Die Knie beugen und das Gesäß nach hinten schieben. Die Knie bleiben etwas nach außen gerichtet, die Fersen stehen fest auf dem Boden. Mit geradem Rücken die Hüften auf oder unter Kniehöhe absenken, Oberschenkel parallel zum Boden. Wieder zurück in die Ausgangsposition kommen.

3 • 30 Sekunden • Ausfallschritt rechts und links **• 30 Sekunden Pause**
Mit dem linken Fuß einen großen Schritt nach vorn ausführen, die Knie beugen, dabei das hintere Knie Richtung Boden absenken. Das vordere Knie befindet sich über der Ferse. Die Bauchmuskeln anspannen und in die Ausgangsposition zurückkommen, dafür mit dem vorderen Bein kraftvoll vom Boden wegschieben. Wechsle bei jeder Wiederholung das Bein.

4 • 30 Sekunden • Bein- und Armheben aus dem Vierfüßler **• 30 Sekunden Pause**
Im Vierfüßlerstand mit dem Einatmen die Wirbelsäule lang strecken. Mit dem Ausatmen die Bauchmuskeln anspannen und einen Arm und das entgegengesetzte Bein so ausstrecken, dass sie eine horizontale Linie bilden. Hüften und Schultern bleiben parallel zum Boden. Mit dem Einatmen in die Ausgangsposition zurückkommen und die Seite wechseln.

Hinweis: Für alle Übungen gilt: 30 Sekunden Belastung, 30 Sekunden Erholung. Wiederhole diese Sequenz 3-mal, anschließend Cool-down 1 (Seite 30).

1

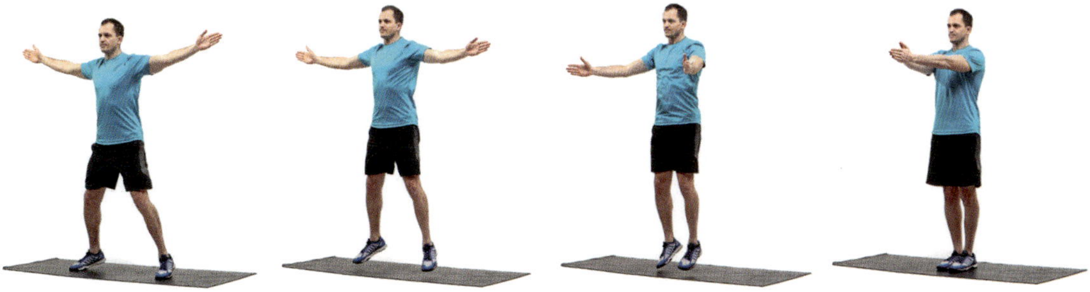

2

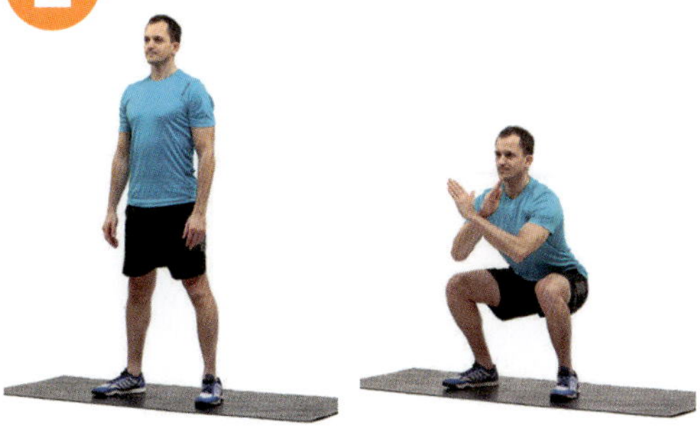

3

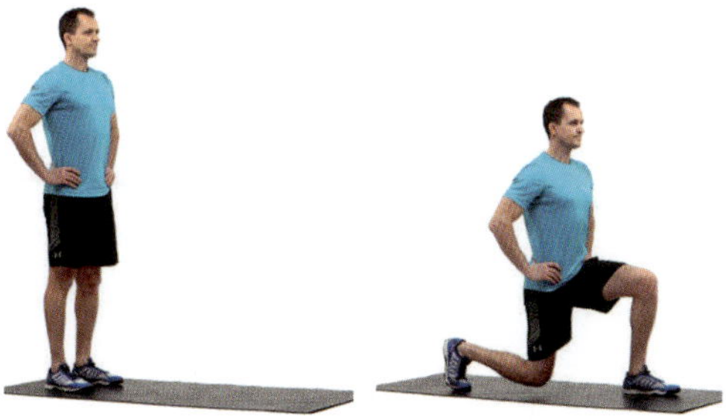

4

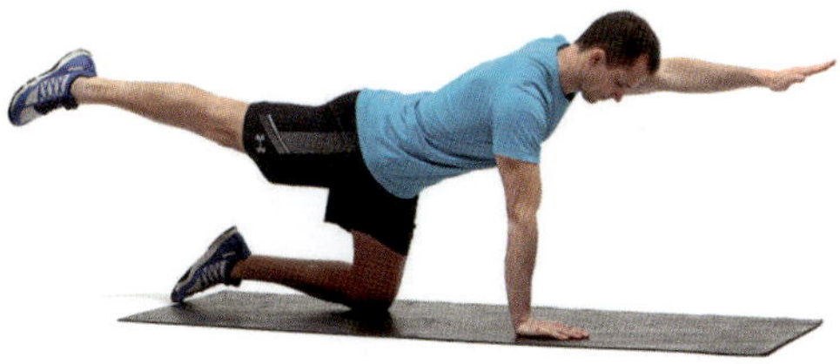

Workout 4

12 Minuten

Beginne mit Warm-up 1 (Seite 24)

1 • 40 Sekunden • Bergsteiger **• 20 Sekunden Pause**
In die Liegestützposition kommen. Ziehe abwechselnd das rechte und das linke Knie zur Brust, halte dabei den Rücken gerade, die Hüften parallel zum Boden und die Bauchmuskeln angespannt.

2 • 40 Sekunden • Tiefer Squat mit Touchdown **• 20 Sekunden Pause**
Aufrechter Stand, die Füße etwas mehr als schulterbreit auseinander, Füße und Knie sind leicht ausgedreht. In eine tiefe Kniebeuge absenken, bis die Finger den Boden berühren. Der Rücken bleibt gerade. Richte dich wieder auf und wiederhole die Bewegung.

3 • 40 Sekunden • Jumping Jack **• 20 Sekunden Pause**
Im aufrechten Stand sind die Arme an den Körper angelegt. In eine Grätsche springen und die Arme über den Kopf führen. Dann zurück in die Ausgangsposition springen.

4 • 40 Sekunden • Schneeengel **• 20 Sekunden Pause**
In der Bauchlage Arme und Beine strecken. Mit dem Ausatmen die Bauchmuskeln anspannen und Arme, Kopf und Brust vom Boden abheben. Mit dem nächsten Einatmen die Ellbogen nach hinten ziehen. Mit dem Ausatmen die Arme wieder nach vorn strecken. Wiederhole die Übung. **Schwierigere Variante:** Zusätzlich die Füße vom Boden abheben.

Hinweis: Für alle Übungen gilt: 40 Sekunden Belastung, 20 Sekunden Erholung. Wiederhole diese Sequenz 3-mal, anschließend Cool-down 1 (Seite 30).

1

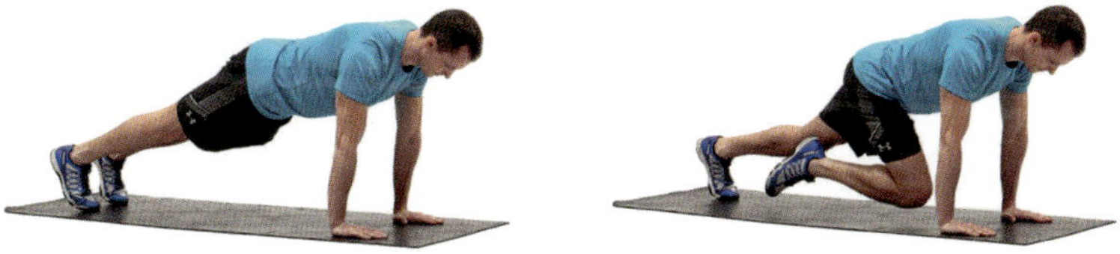

2

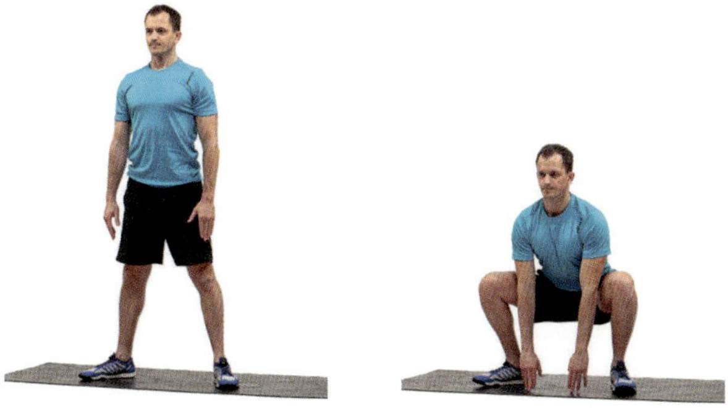

3

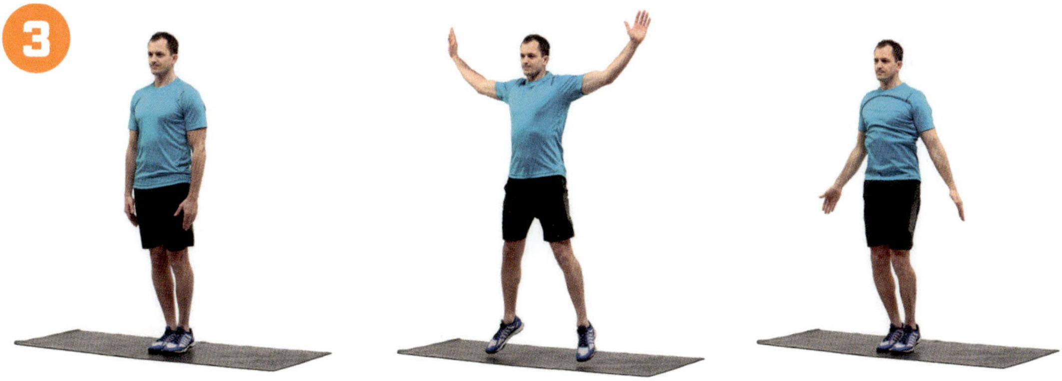

4

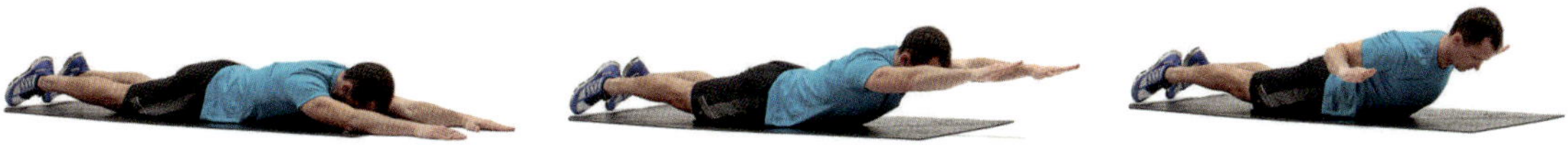

Workout 5

12 Minuten

Beginne mit Warm-up 1 (Seite 24)

1 • 40 Sekunden • Burpee ohne Push-up **• 20 Sekunden Pause**

In die Kniebeuge kommen und die Hände vor den Füßen auf den Boden platzieren. Die Bauchmuskeln anspannen und mit beiden Beinen nach hinten in die Liegestützposition springen. Mit dem Einatmen wieder nach vorn zu den Händen springen. Richte dich wieder auf und führe dann einen Sprung aus. Wiederhole diese Abfolge: Squat – Plank – Squat – Sprung.

2 • 40 Sekunden • Rückwärtiger Liegestütz **• 20 Sekunden Pause**

Setze dich auf den Boden und lege die Hände schulterbreit auseinander hinter das Gesäß, Finger zeigen nach außen oder zum Gesäß (schwieriger). Die Beine sind gestreckt und zusammen. Mach die Wirbelsäule lang, spanne die Bauchmuskeln an und hebe Hüften und Oberkörper zur Decke. Halte die Position.

3 • 40 Sekunden • Prisoner Squat **• 20 Sekunden Pause**

Lege die Hände hinter den Kopf, die Ellbogen zeigen zu den Seiten. Mit dem Einatmen in die Kniebeuge kommen, der Rücken bleibt gerade. Mit dem Ausatmen die Bauchmuskeln anspannen und in den aufrechten Stand zurückkehren. **Leichtere Variante:** Squat (Seite 36)

4 • 40 Sekunden • Seitwärtssprünge in der Liegestützposition **• 20 Sekunden Pause**

In der Liegestützposition die Bauchmuskeln anspannen, die Knie beugen und nach links vorn springen. Beim Einatmen in die Ausgangsposition zurückkehren und dann nach rechts vorn springen. Wiederhole die Bewegung mit Seitenwechsel. **Leichtere Variante:** Mit einem Fuß nach dem anderen zur Seite steigen.

Hinweis: Für alle Übungen gilt: 40 Sekunden Belastung, 20 Sekunden Erholung. Wiederhole diese Sequenz 3-mal, anschließend Cool-down 1 (Seite 30).

1

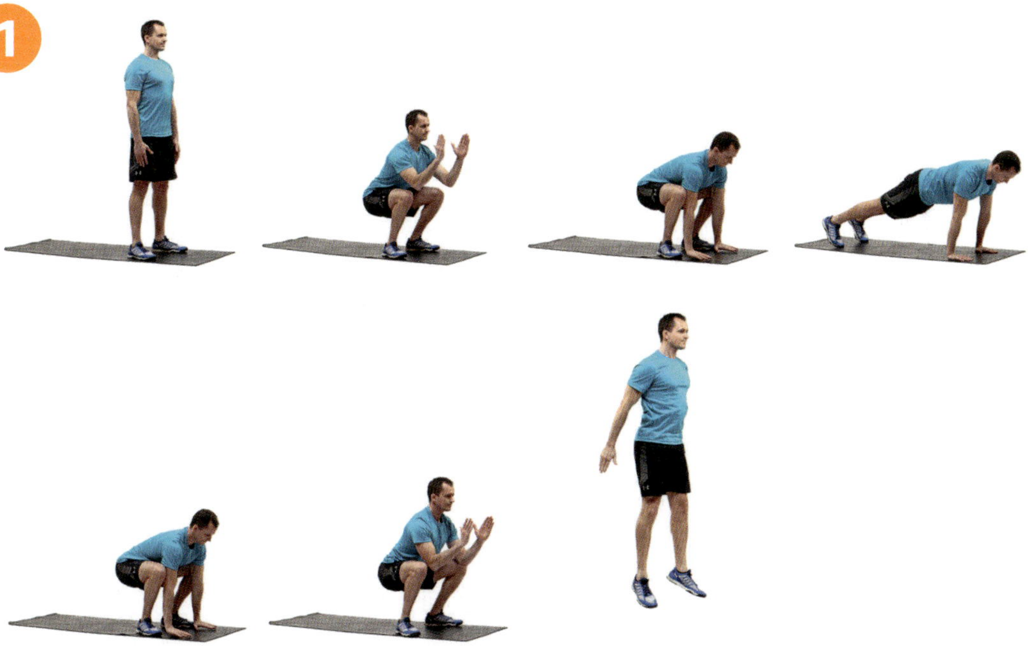

2

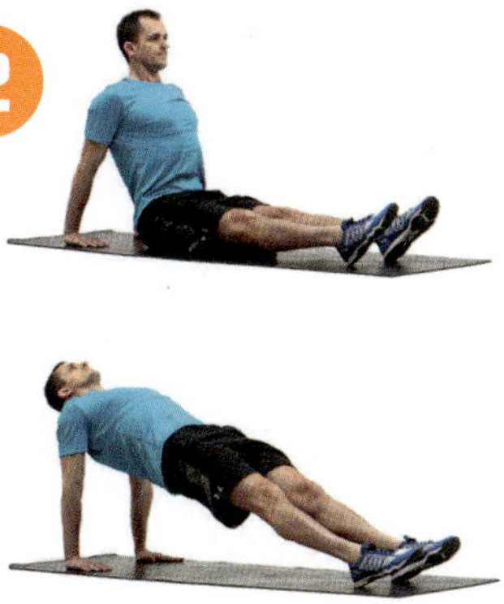

3

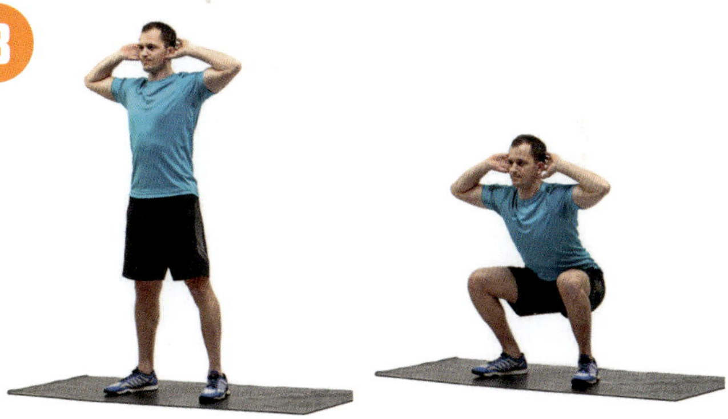

4

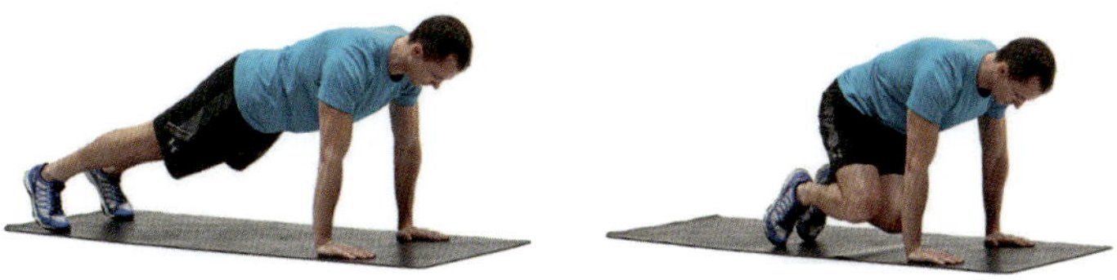

Workout 6

15 Minuten

Beginne mit Warm-up 2 (Seite 26)

1 • 45 Sekunden • Burpee ohne Push-up **• 15 Sekunden Pause**
Mit dem Einatmen in die Kniebeuge kommen und die Hände vor den Füßen auf den Boden platzieren. Mit dem Ausatmen die Bauchmuskeln anspannen und mit beiden Beinen nach hinten in die Liegestützposition springen. Mit dem Einatmen wieder nach vorn zu den Händen springen. Richte dich wieder auf und führe dann einen Sprung aus. Wiederhole dann diesen Ablauf: Squat – Plank – Squat – Sprung.

2 • 45 Sekunden • Gehen im Ausfallschritt **• 15 Sekunden Pause**
Mache mit dem einem Fuß einen großen Schritt nach vorn und senke langsam das hintere Knie Richtung Boden. Das vordere Knie ist in einem 90-Grad-Winkel gebeugt und über dem Sprunggelenk ausgerichtet, der Oberschenkel parallel zum Boden. Drücke dich vom Boden ab und führe einen weiteren Schritt nach vorn aus. Gehe auf diese Weise im Wechsel weiter.

3 • 45 Sekunden • Push-up **• 15 Sekunden Pause**
Komme in die Liegestützposition. Mit dem Einatmen die Arme beugen und den Oberkörper möglichst nahe zum Boden absenken, wobei Brust und Becken auf einer Linie bleiben. Mit dem Ausatmen die Bauchmuskeln anspannen und wieder in die Ausgangsposition nach oben drücken. Wiederhole die Bewegung. **Leichtere Variante:** mit abgelegten Knien.

Hinweis: Für alle Übungen gilt: 45 Sekunden Belastung, 15 Sekunden Erholung (Tabata). Wiederhole diese Sequenz 5-mal, anschließend Cool-down 2 (Seite 32).

1

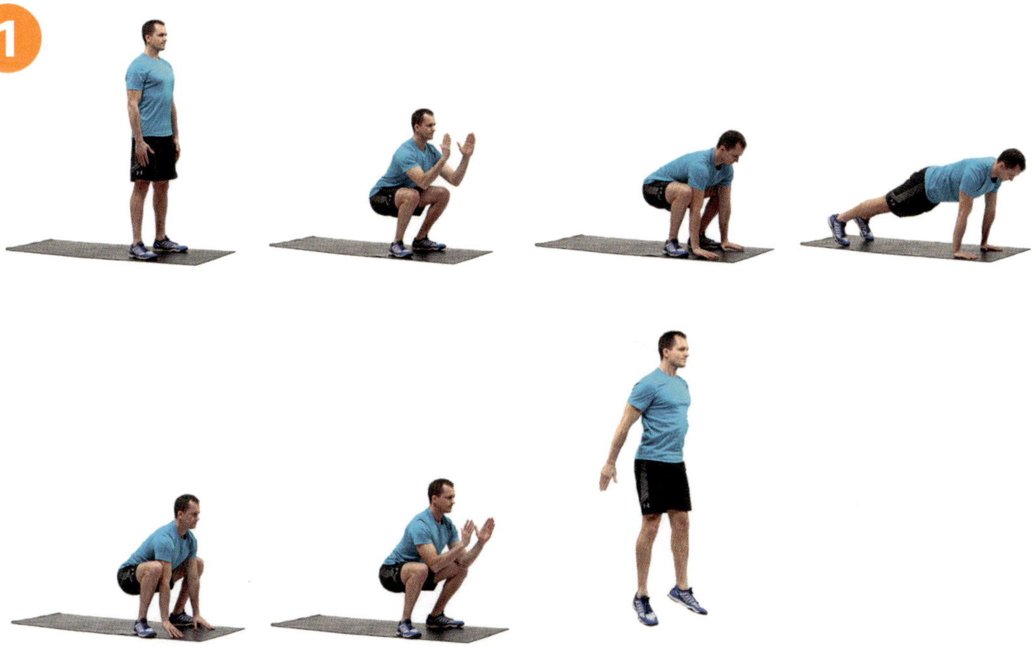

2

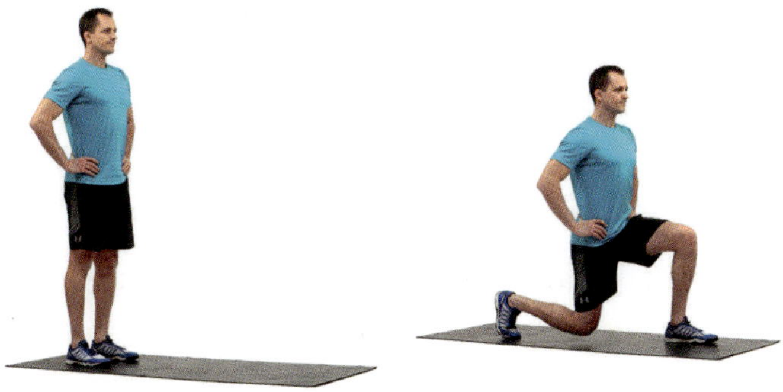

3

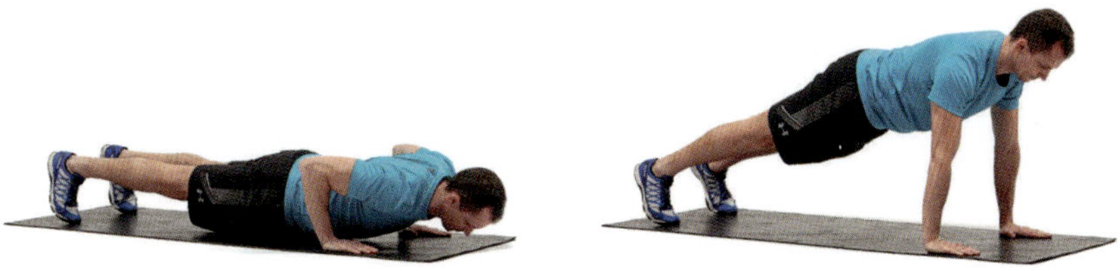

Workout 7

12 Minuten

Beginne mit Warm-up 2 (Seite 26)

1 • 20 Sekunden • Jumping Jack **• 10 Sekunden Pause**
Im aufrechten Stand sind die Arme an den Körper angelegt. In eine Grätsche springen und die Arme über den Kopf führen. Dann zurück in die Ausgangsposition springen.

2 • 20 Sekunden • Isometrische Kniebeuge **• 10 Sekunden Pause**
Aufrechter Stand, Rücken gerade, die Füße etwas mehr als hüftbreit auseinander. Mit dem Einatmen die Knie beugen und das Gesäß nach hinten schieben, bis die Hüften etwa auf Kniehöhe sind. Spanne die Bauchmuskeln an und halte diese Position, atme dabei gleichmäßig weiter. Kehre dann zurück in die Ausgangsposition.

3 • 20 Sekunden • Push-up **• 10 Sekunden Pause**
Komme in die Liegestützposition. Mit dem Einatmen die Arme beugen und den Oberkörper möglichst nahe zum Boden absenken, wobei Brust und Becken auf einer Linie bleiben. Mit dem Ausatmen die Bauchmuskeln anspannen und wieder in die Ausgangsposition nach oben drücken. Wiederhole die Bewegung. **Leichtere Variante:** mit abgelegten Knien.

4 • 20 Sekunden • Bein- und Armheben aus dem Vierfüßler **• 10 Sekunden Pause**
Komme in den Vierfüßlerstand. Mit dem Ausatmen die Bauchmuskeln anspannen und einen Arm und das entgegengesetzte Bein so ausstrecken, dass sie eine horizontale Linie bilden. Hüften und Schultern bleiben parallel zum Boden. Mit dem Einatmen in die Ausgangsposition zurückkehren und die Seite wechseln.

Hinweis: Für alle Übungen gilt: 20 Sekunden Belastung, 10 Sekunden Erholung (Tabata). Wiederhole diese Sequenz 6-mal, anschließend Cool-down 2 (Seite 32).

1

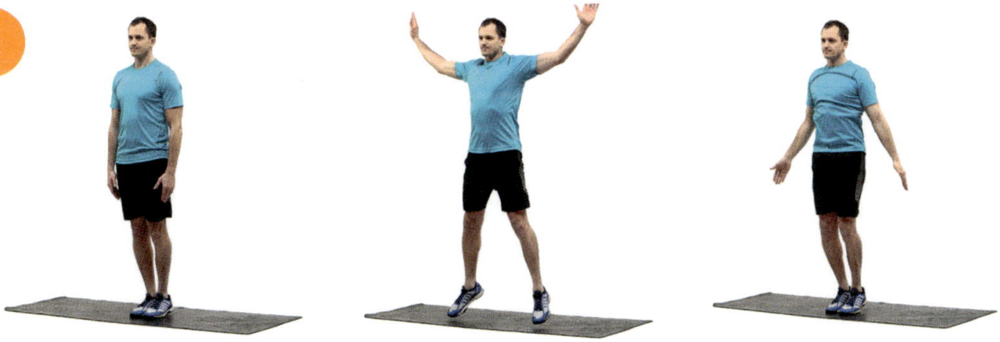

2

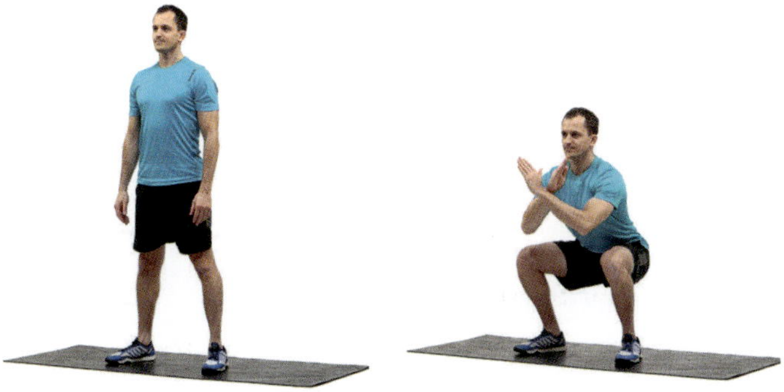

3

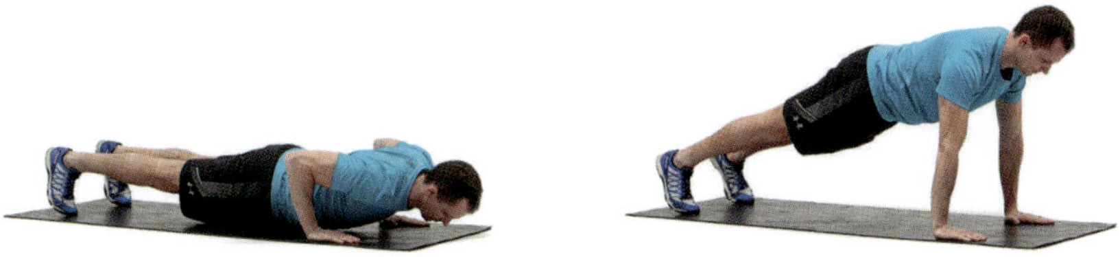

4

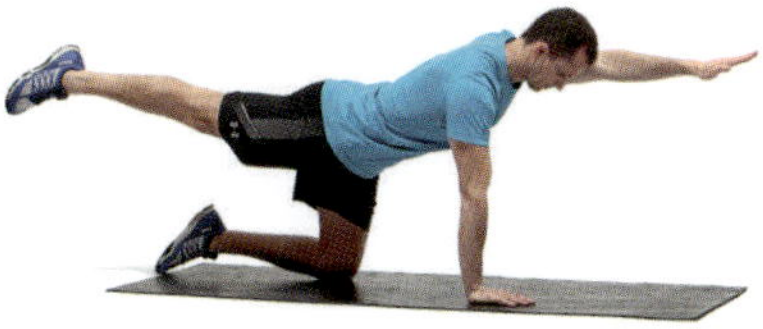

Workout 8

12 Minuten

Beginne mit Warm-up 2 (Seite 26)

1 • 20 Sekunden • Vom Kniestand in den Squat und zurück **• 10 Sekunden Pause**
Mit angelegten Armen in den Kniestand kommen. Wirbelsäule lang strecken und den rechten Fuß nach vorn aufstellen. Die Bauchmuskeln anspannen, den rechten Fuß fest in den Boden schieben und den linken Fuß ebenfalls aufsetzen. Wieder in die Ausgangsposition kommen, indem du ein Knie nach dem anderen auf den Boden setzt. Wiederhole die Bewegung.

2 • 20 Sekunden • Krabbenstütz mit Knieheben **• 10 Sekunden Pause**
Im Sitzen die Hände schulterbreit hinter dem Gesäß platzieren, die Finger zeigen nach außen oder zum Gesäß (schwierigere Variante). Die Beine angewinkelt aufstellen. Die Bauchmuskeln anspannen und die Hüften und den Oberkörper Richtung Decke heben. Hebe das rechte Knie angewinkelt nach oben, das Becken bleibt in einer Linie mit den Schultern. Den Fuß wieder absetzen und das linke Knie anheben. **Leichtere Variante:** Rückwärtiger Liegestütz (Seite 66)

3 • 20 Sekunden • Vom Herabschauenden Hund in die Liegestützposition **•
10 Sekunden Pause**
Im Vierfüßlerstand die Zehenspitzen aufstellen. Die Knie vom Boden abheben, die Bauchmuskeln anspannen und das Becken nach oben schieben. Wandere mit den Händen so weit nach vorn, dass der Rücken sich dehnt. Öffne die Schultern weit, um mehr Raum zwischen den Schulterblättern zu haben, und lass während der ganzen Übung die Bauchmuskeln angespannt. Mit dem Einatmen in die Liegestützposition zurückkehren.

Hinweis: Für alle Übungen gilt: 20 Sekunden Belastung, 10 Sekunden Erholung (Tabata). Wiederhole diese Sequenz 8-mal, anschließend Cool-down 2 (Seite 32).

1

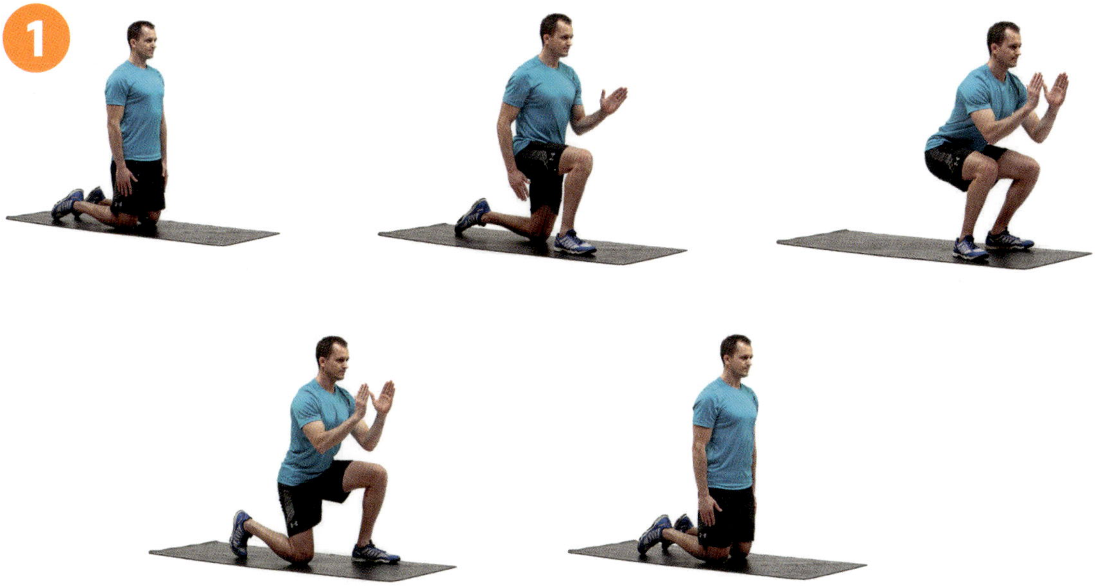

2

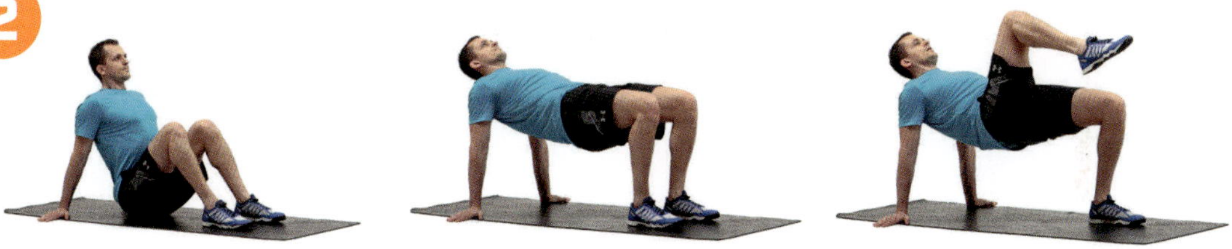

3

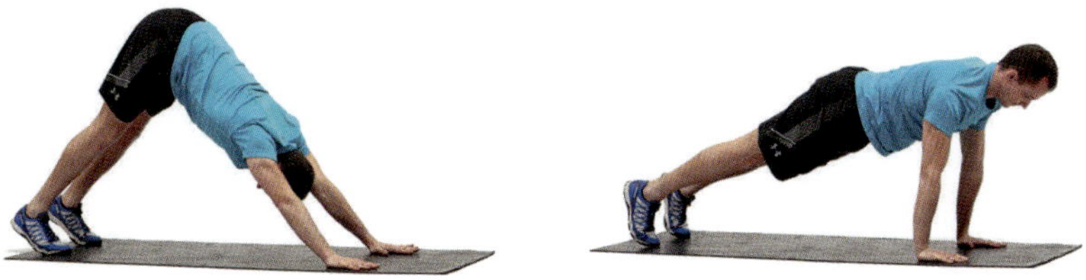

Workout 9

14 Minuten

Beginne mit Warm-up 2 (Seite 26)

1 • 20 Sekunden • Ausfallschritt mit Sprung • 10 Sekunden Pause

Einen Ausfallschritt nach hinten ausführen und das hintere Knie bis fast auf den Boden senken. Einen explosionsartigen Sprung ausführen, bei dem du die Beine in der Luft wechselst und wieder in einem Ausfallschritt landest. Wechsle bei jedem Sprung die Beine und federe beim Landen sanft ab. **Leichtere Variante:** Ausfallschritt rechts und links (Seite 38)

2 • 20 Sekunden • Push-up • 10 Sekunden Pause

In die Liegestützposition kommen. Mit dem Einatmen die Arme beugen und den Oberkörper möglichst nahe zum Boden absenken, wobei Brust und Becken auf einer Linie bleiben. Mit dem Ausatmen die Bauchmuskeln anspannen und wieder nach oben in die Ausgangsposition drücken. Wiederhole die Bewegung. **Leichtere Variante:** mit abgelegten Knien.

3 • 20 Sekunden • Bärengang • 10 Sekunden Pause

Bewege dich in der Bären-Plank-Position (Seite 58) vorwärts: zuerst mit der rechten Hand und dem linken Fuß, dann mit der linken Hand und dem rechten Fuß, also immer im Wechsel mit einer Hand und dem ihr entgegengesetzten Fuß.

4 • 20 Sekunden • Superman • 10 Sekunden Pause

In der Bauchlage Arme und Beine ausstrecken. Mit dem Einatmen die Wirbelsäule lang strecken. Mit dem Ausatmen die Bauchmuskeln anspannen und Arme, Kopf, Oberkörper und Füße vom Boden abheben. **Leichtere Variante:** Die Arme neben dem Körper ablegen.

Hinweis: Für alle Übungen gilt: 20 Sekunden Belastung, 10 Sekunden Erholung (Tabata). Wiederhole diese Sequenz 7-mal, anschließend Cool-down 2 (Seite 32).

1

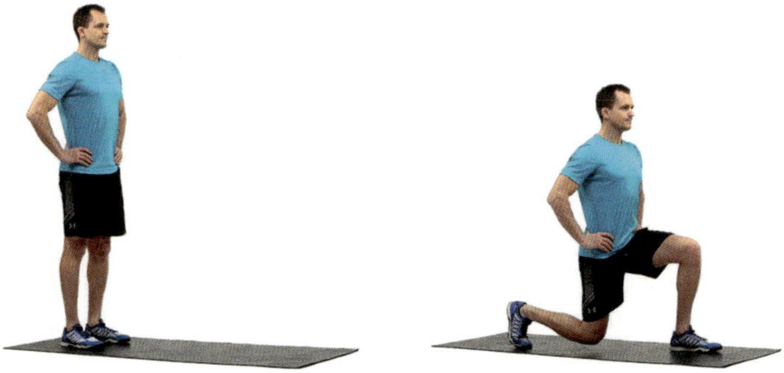

2

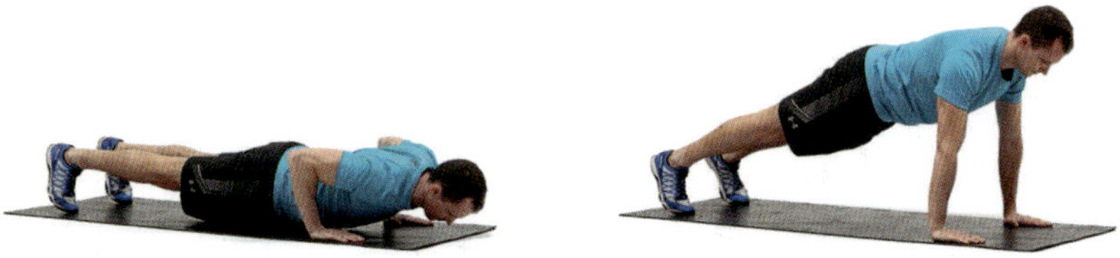

3

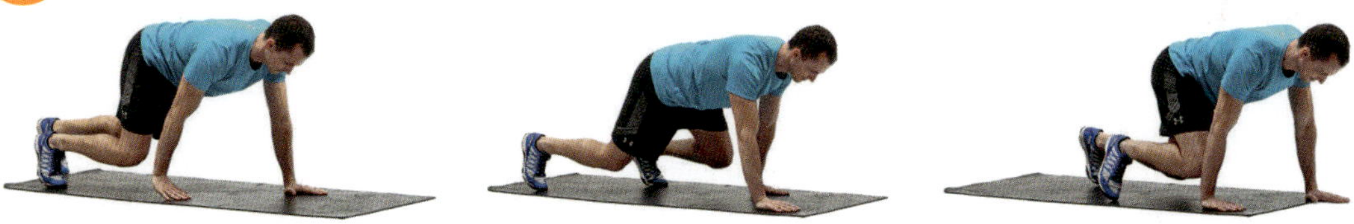

4

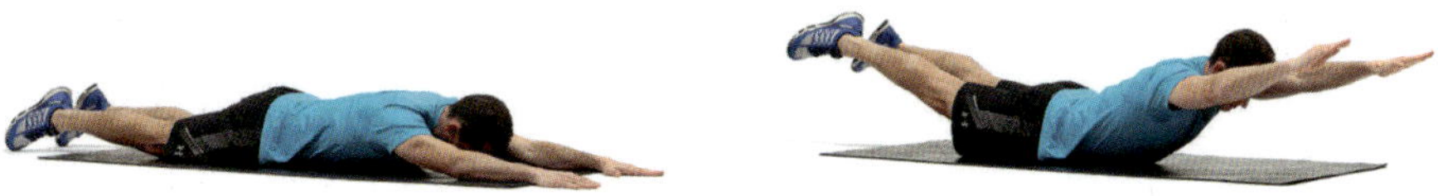

Workout 10

14 Minuten

Beginne mit Warm-up 2 (Seite 26)

1 • 20 Sekunden • Sprinten auf der Stelle

Laufe so schnell du kannst auf der Stelle. Halte den Oberkörper gerade und die Bauchmuskeln angespannt. Setze mit dem Fußballen auf. Nimm die Arme locker mit.

2 • 20 Sekunden • Burpee ohne Sprung • 10 Sekunden Pause

In die Kniebeuge kommen und die Hände vor den Füßen auf den Boden platzieren. Mit beiden Beinen nach hinten in die Liegestützposition springen. Einen Push-up ausführen, die Bauchmuskeln bleiben angespannt. Mit den Füßen wieder nach vorn zu den Händen springen. Richte dich dann wieder auf und wiederhole diese Abfolge: Squat – Plank – Liegestütz – Plank – Squat. **Leichtere Variante:** Im Liegestütz die Knie ablegen.

3 • 20 Sekunden • Stütz mit Froschsprung • 10 Sekunden Pause

In eine Liegestützposition kommen. Die Bauchmuskeln anspannen und mit beiden Füßen vor zu den Händen springen. Gleich wieder nach hinten in die Liegestützposition springen. **Leichtere Variante:** Ein Bein nach dem anderen nach vorn steigen, ohne zu springen.

4 • 20 Sekunden • Rudern in der Liegestützposition • 10 Sekunden Pause

Mit jeder Hand eine kleine Hantel greifen und in eine Liegestützposition kommen. Eine Hand mit der Hantel vom Boden lösen und den Ellbogen nach oben ziehen. Dabei bleibt der Ellbogen nah am Körper, Hüften und Schultern sind gerade. In die Ausgangsposition zurückkehren. **Leichtere Variante:** ohne Hanteln oder mit abgelegten Knien.

Hinweis: Für alle Übungen gilt: 20 Sekunden Belastung, 10 Sekunden Erholung (Tabata). Wiederhole diese Sequenz 7-mal, anschließend Cool-down 2 (Seite 32).

1

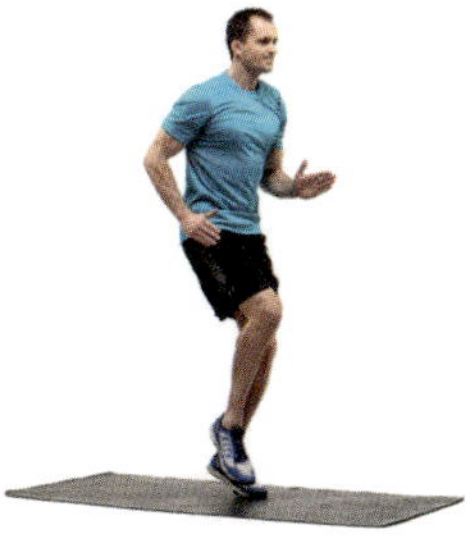

2

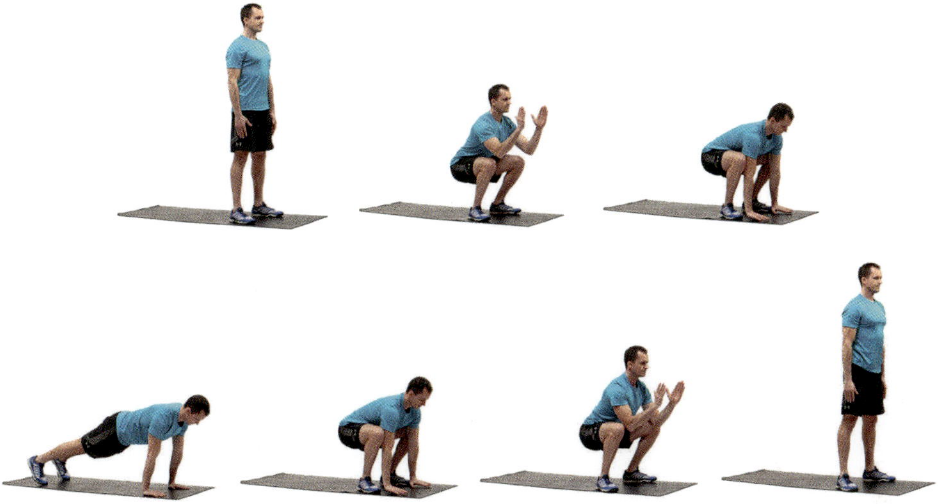

3

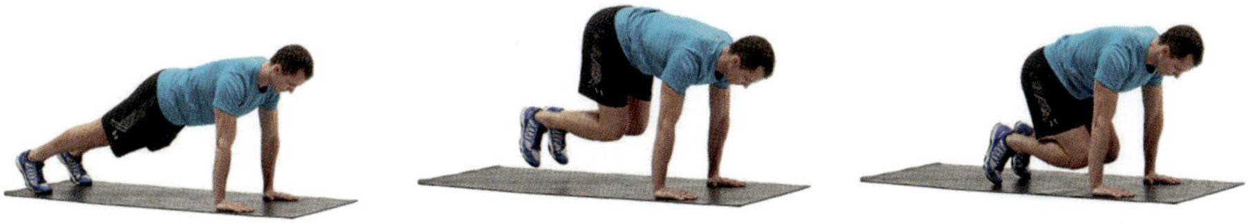

4

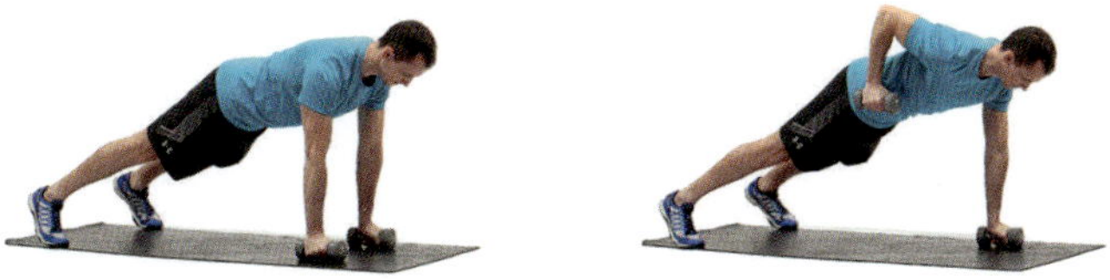

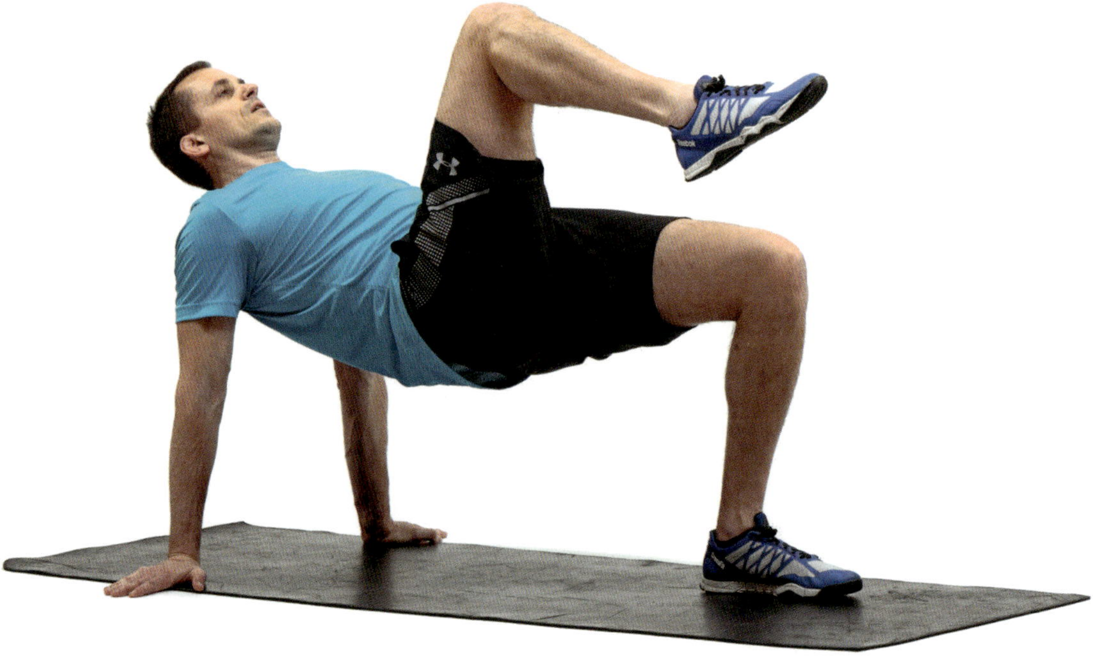

Workout of the Day

Workout 1

10–15 Minuten

Beginne mit Warm-up 1 (Seite 24)

1 • 20 Wiederholungen • Squat

Einen etwas mehr als hüftbreiten Stand einnehmen, Rücken gerade, Zehenspitzen weisen leicht nach außen. Die Knie beugen und das Gesäß nach hinten schieben. Mit geradem Rücken die Hüften auf oder unter Kniehöhe absenken, Oberschenkel parallel zum Boden. Mit dem Ausatmen die Bauchmuskeln anspannen und zurück in die Ausgangsposition.

2 • 10 Wiederholungen • Krabbenstütz

Im Sitz die Hände schulterbreit hinter dem Gesäß positionieren, die Finger zeigen nach außen oder Richtung Gesäß (schwierigere Variante). Die Beine anwinkeln und die Füße flach auf dem Boden aufstellen. Die Bauchmuskeln anspannen und die Hüften Richtung Decke anheben. Das Gesäß anspannen. Achte darauf, dass Kopf, Schultern und Hüften eine Linie bilden.

3 • 30 Wiederholungen • Kniehebelauf

Aufrechter Stand, Rücken gerade. Die Bauchmuskeln anspannen und von einem Bein auf das andere springen, dabei die Knie im Wechsel anheben. Die Arme in der Bewegung gegengleich mitnehmen, um die Intensität zu steigern: Führe den linken Ellbogen nach vorn, wenn du das rechte Knie hebst, und umgekehrt.

4 • 12 Wiederholungen • Push-up **• 30 Sekunden Pause**

Komme in die Liegestützposition. Mit dem Einatmen die Arme beugen und den Oberkörper möglichst nahe zum Boden absenken, wobei Brust und Becken auf einer Linie bleiben. Mit dem Ausatmen die Bauchmuskeln anspannen und wieder nach oben in die Ausgangsposition drücken. Wiederhole die Bewegung. **Leichtere Variante:** mit abgelegten Knien.

Hinweis: Mache so viele Durchgänge, wie du in 10 bis 15 Minuten schaffst. Schließe das Workout mit Cool-down 1 (Seite 30) ab.

1

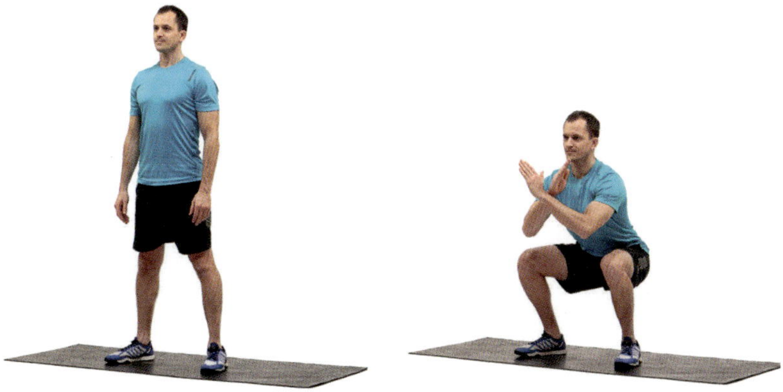

2

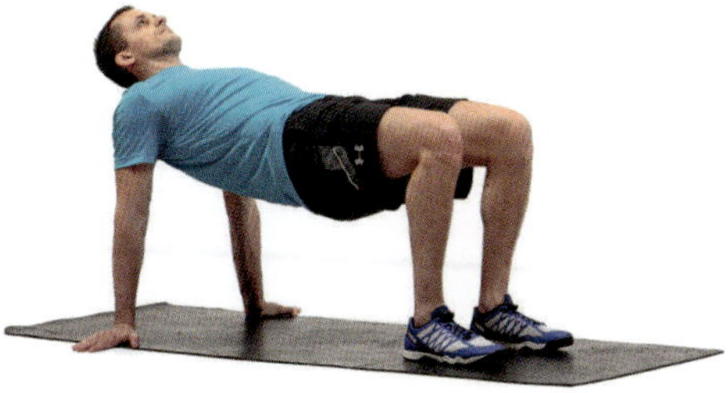

3

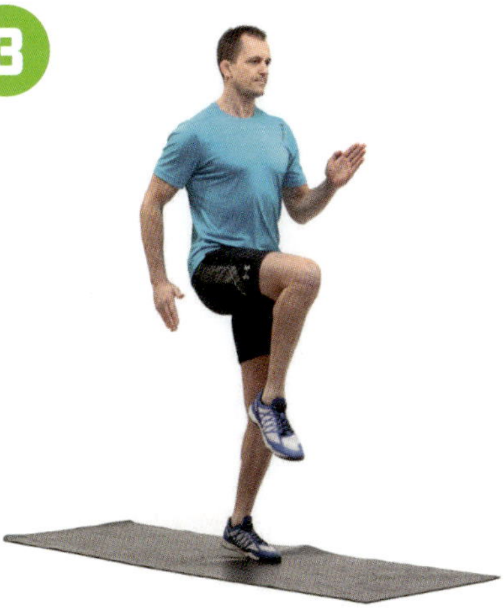

4

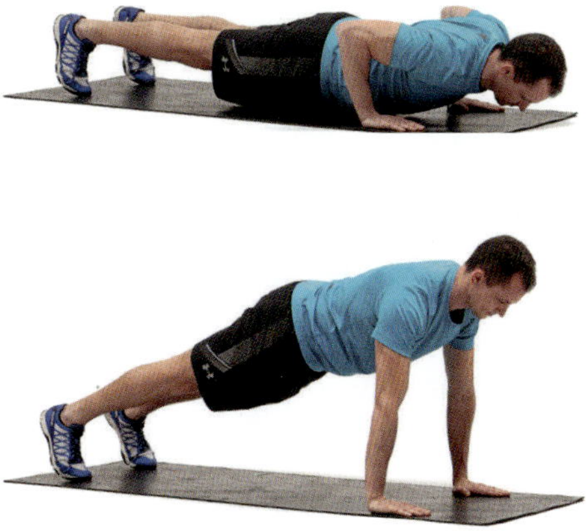

Workout 2

10–15 Minuten

Beginne mit Warm-up 1 (Seite 24)

1 • 10 Wiederholungen pro Bein • Ausfallschritt

Beim Einatmen mit dem linken Fuß einen großen Schritt nach vorn ausführen, die Knie beugen und das hintere Knie Richtung Boden absenken. Das vordere Knie befindet sich über der Ferse. Die Bauchmuskeln anspannen und in die Ausgangsposition zurückkehren, indem du dich mit dem vorderen Bein kräftig abstößt. Wechsle bei jeder Wiederholung das Bein.

2 • 10 Wiederholungen • Push-up

Komme in die Liegestützposition. Mit dem Einatmen die Arme beugen und den Oberkörper möglichst nahe zum Boden absenken, wobei Brust und Becken auf einer Linie bleiben. Wieder nach oben in die Ausgangsposition drücken. **Leichtere Variante:** mit abgelegten Knien.

3 • 15 Wiederholungen pro Bein • Einbeiniges Beckenheben mit wechselndem Bein

In der Rückenlage die Füße flach auf dem Boden und nahe am Gesäß aufstellen, die Knie parallel, die Arme entlang des Körpers ablegen. Mit dem Ausatmen die Bauchmuskeln anspannen und das Becken anheben. Mit dem Einatmen ein Bein angewinkelt nach oben heben. Mit dem Ausatmen den Fuß in die Ausgangsposition zurückstellen.

4 • 10 Wiederholungen • Käfer 3 **• 30 Sekunden Pause**

In der Rückenlage die Arme nach oben Richtung Decke strecken. Die Beine im 90-Grad-Winkel anheben. Das rechte Bein nach vorn strecken. Das Becken bleibt stabil und die Lendenwirbelsäule in Bodennähe. Gleichzeitig den Gegenarm nach hinten über den Kopf senken. Im Wechsel fortfahren. **Leichtere Varianten:** Käfer 1 (Seite 44), Käfer 2 (Seite 54)

Hinweis: Führe so viele Durchgänge aus, wie du in 10 bis 15 Minuten schaffst – je nachdem, wie viel Zeit du hast und wie motiviert du bist. Schließe das Workout mit Cool-down 1 (Seite 30) ab.

1

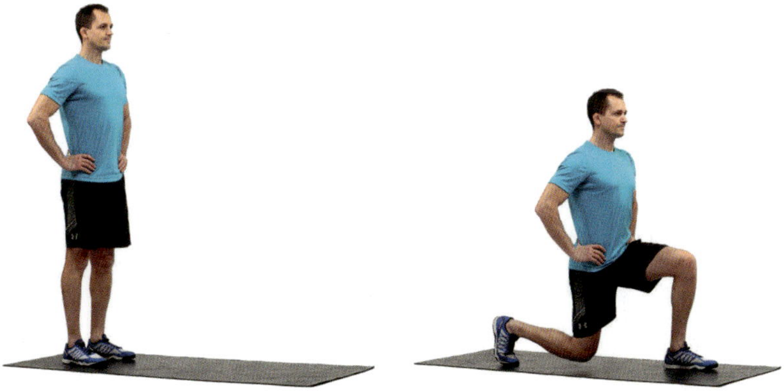

2

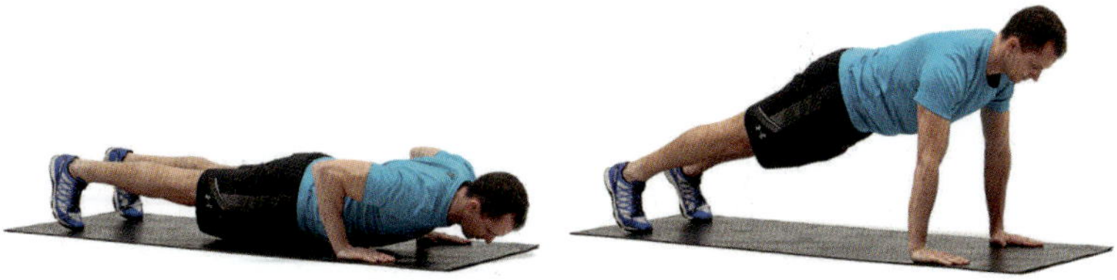

3

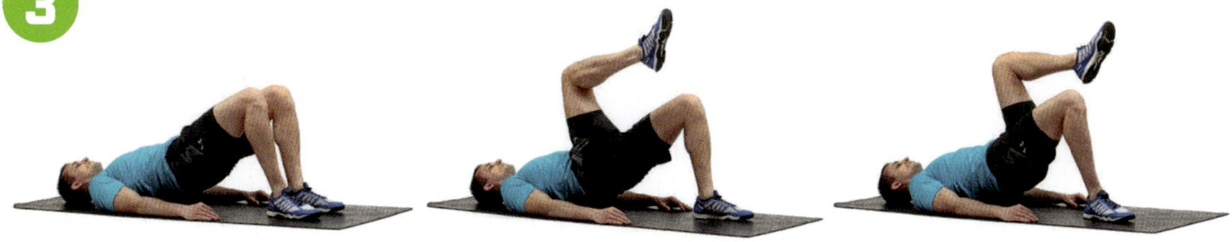

4

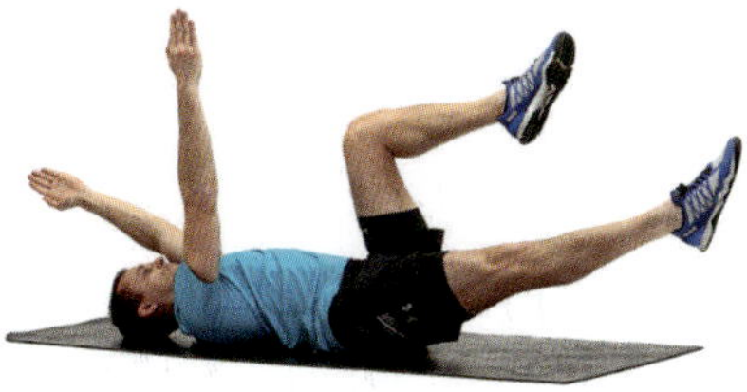

Workout 3

10–15 Minuten

Beginne mit Warm-up 1 (Seite 24)

1 • 1 Minute • Sprinten auf der Stelle

Laufe so schnell du kannst auf der Stelle. Halte den Oberkörper gerade und die Bauchmuskeln angespannt. Setze mit dem Fußballen auf. Nimm die Arme locker mit.

2 • 1 Minute • Seitstütz rechts und links

Komme in den Seitstütz. Halte die Position 30 Sekunden. Wechsle dann direkt auf die linke Seite, wieder 30 Sekunden halten. Knie, Becken und Schultern bilden eine Linie, die Hüfte bleibt oben. **Leichtere Variante:** Auf die Unterarme stützen oder die Knie ablegen.

3 • 1 Minute • Burpee ohne Push-up

Mit dem Einatmen in die Kniebeuge kommen und die Hände vor den Füßen auf den Boden platzieren. Mit dem Ausatmen die Bauchmuskeln anspannen und mit den Beinen nach hinten in die Liegestützposition springen. Mit dem Einatmen wieder nach vorn zu den Händen springen. Richte dich wieder auf und führe dann einen Strecksprung aus. Wiederhole dann diese Abfolge: Squat – Plank – Squat – Sprung.

4 • 1 Minute • Push-up **• 30 Sekunden Pause**

Komme in die Liegestützposition. Die Arme beugen und den Oberkörper möglichst nahe zum Boden absenken, wobei Brust und Becken auf einer Linie bleiben. Wieder nach oben in die Liegestützposition drücken. Wiederhole die Bewegung. **Leichtere Variante:** mit abgelegten Knien.

Hinweis: Führe so viele Durchgänge aus, wie du in 10 bis 15 Minuten schaffst – je nachdem, wie viel Zeit du hast und wie motiviert du bist. Schließe das Workout mit Cool-down 1 (Seite 30) ab.

1

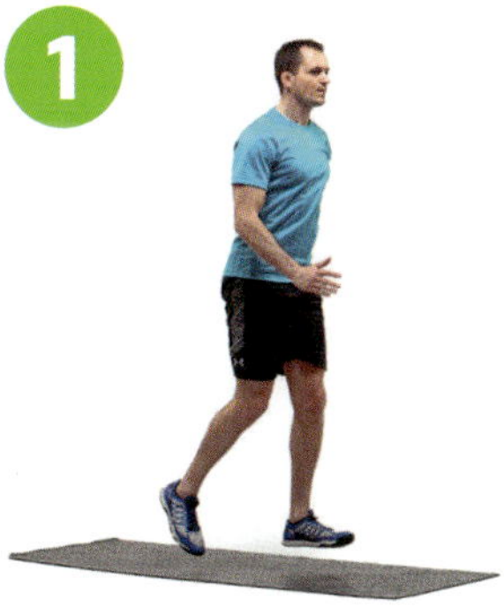

2

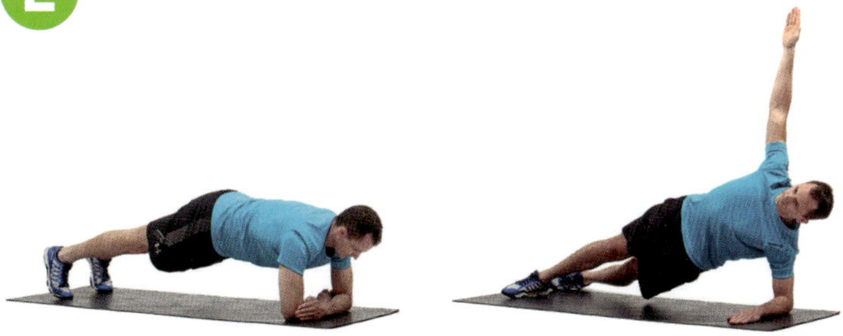

3

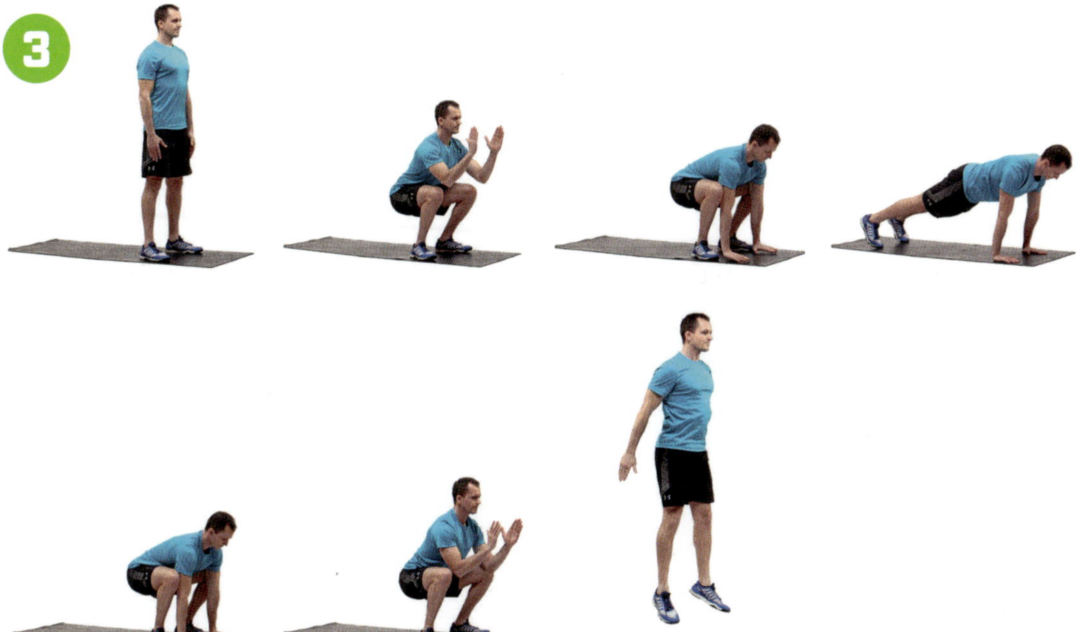

4

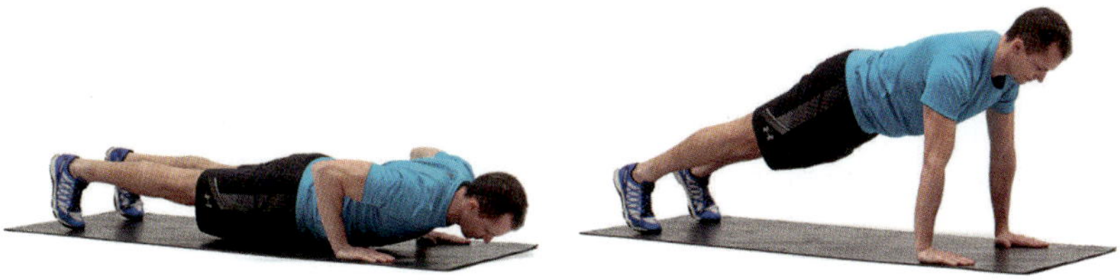

Workout 4

10–15 Minuten

Beginne mit Warm-up 1 (Seite 24)

1 • **14 Wiederholungen** • Rudern in der Liegestützposition

Mit jeder Hand eine Kurzhantel greifen und in eine Liegestützposition kommen. Die Bauchmuskeln anspannen, eine Hand vom Boden lösen und den Ellbogen nach oben ziehen, dabei bleibt der Ellbogen nah am Körper, Hüften und Schultern sind gerade. In die Ausgangsposition zurückkehren. **Leichtere Variante:** ohne Hanteln oder mit abgelegten Knien.

2 • **14 Wiederholungen** • Käfer 3 • **30 Sekunden Pause**

In der Rückenlage die Arme nach oben Richtung Decke strecken. Die Beine im 90-Grad-Winkel anheben. Das rechte Bein nach vorn strecken. Das Becken bleibt stabil und die Lendenwirbelsäule in Bodennähe. Gleichzeitig den Gegenarm nach hinten über den Kopf senken. Im Wechsel fortfahren. **Leichtere Varianten:** Käfer 1 (Seite 44), Käfer 2 (Seite 54)

3 • **15 Wiederholungen** • Bergsteiger diagonal

In der Liegestützposition einatmen und die Wirbelsäule lang strecken. Mit dem Ausatmen die Bauchmuskulatur anspannen und erst das eine, dann das andere Knie im dynamischen Wechsel zur entgegengesetzten Schulter ziehen. Halte dabei das Becken stabil.

4 • **15 Wiederholungen** • Squat Jump • **30 Sekunden Pause**

In die Kniebeuge kommen. Mit einem explosiven Sprung nach oben vom Boden abstoßen. Die Beine durchstrecken und die Arme seitlich des Körpers nach hinten unten strecken. In die Kniebeuge zurückkommen, dabei so sanft wie möglich abfedern. **Leichtere Variante:** Kniebeuge ohne Sprung.

Hinweis: Führe so viele Durchgänge aus, wie du in 10 bis 15 Minuten schaffst – je nachdem, wie viel Zeit du hast und wie motiviert du bist. Schließe das Workout mit Cool-down 1 (Seite 30) ab.

1

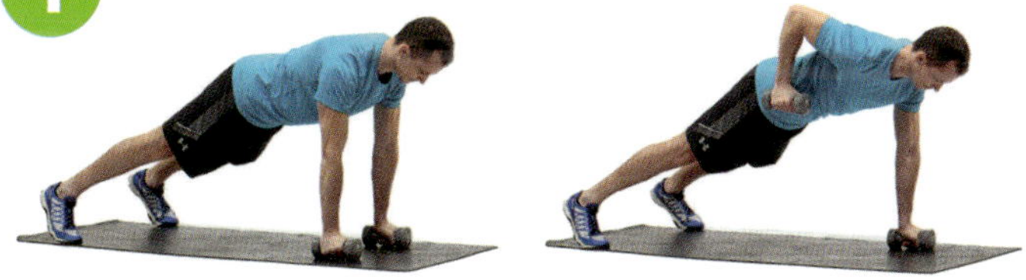

2

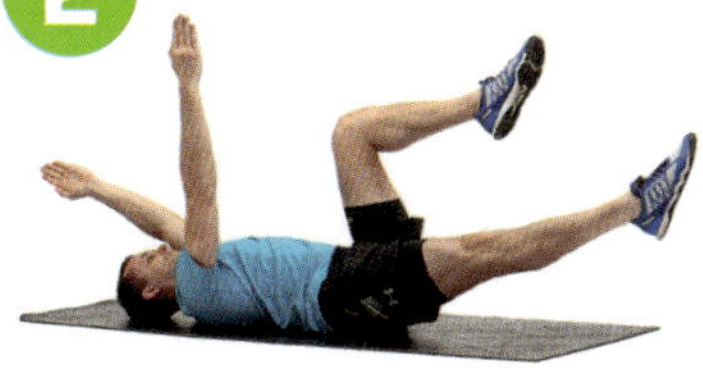

3

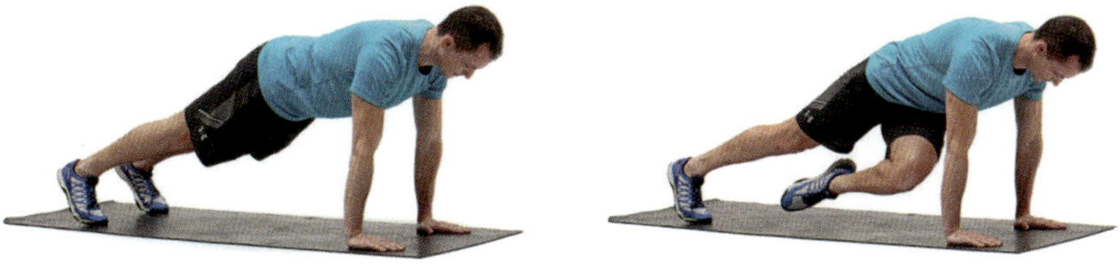

4

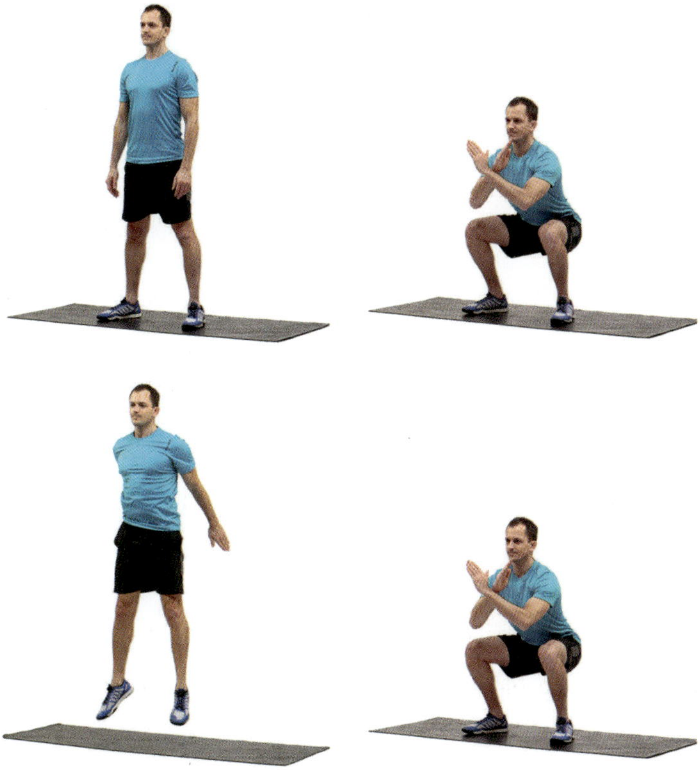

Workout 5

10 Minuten

Beginne mit Warm-up 1 (Seite 24)

1 • 20 Sekunden • Shuffle nach links und rechts • 10 Sekunden Pause
Aufrechter Stand, die Füße hüftbreit auseinander, die Knie leicht gebeugt, der Oberkörper gerade. Mache drei rasche Schritte nach links, dann nach rechts, und wiederhole die Bewegung. Wechsle schnell die Richtung, indem du dich mit dem äußeren Bein kräftig abstößt. **Schwierigere Variante:** Die Hände hinter den Kopf legen und das Tempo erhöhen.

2 • 20 Sekunden • Burpee • 10 Sekunden Pause
Komme aus dem aufrechten Stand in die Kniebeuge, platziere die Hände vor dir auf den Boden. Mit beiden Füßen nach hinten in die Liegestützposition springen; Fersen, Hüften und Schultern auf einer Linie. Führe einen Push-up aus. Springe wieder nach vorn zu den Händen und komme in die tiefe Kniebeuge. Richte dich auf, springe in die Höhe und wiederhole die Übung.

Hinweis: Für alle Übungen gilt: 20 Sekunden Belastung, 10 Sekunden Erholung (Tabata). Wiederhole diese Sequenz 10-mal und schließe das Workout mit Cool-down 1 (Seite 30) ab.

1

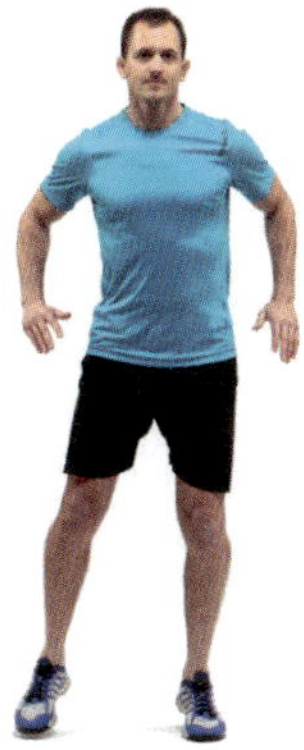

2

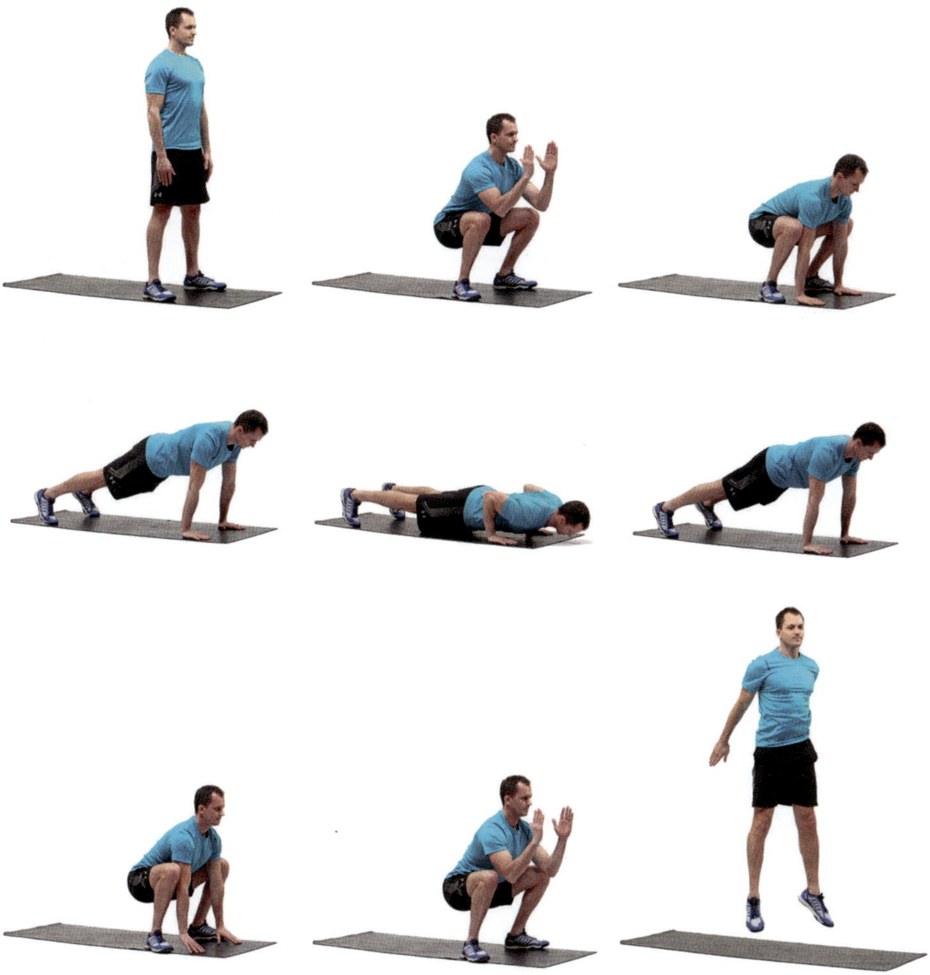

Workout 6

10–15 Minuten

Beginne mit Warm-up 2 (Seite 26)

1 + 3 • 30 Sekunden • Plank

Stütze dich auf die Unterarme und Fußballen, die Ellbogen unter den Schultern, die Beine sind gestreckt. Der Blick ist nach unten gerichtet. Spanne die Bauchmuskeln an und achte darauf, dass Becken und Schultern auf einer Linie sind. Halte die Position und atme dabei regelmäßig.

2 • 10 Wiederholungen • Burpee

Komme in die Kniebeuge, platziere die Hände vor dir auf den Boden. Springe mit beiden Füßen nach hinten in die Liegestützposition. Führe einen Push-up aus. Springe dann wieder nach vorn zu den Händen, sodass du wieder in der tiefen Kniebeuge bist, die Hände auf dem Boden. Richte dich auf, springe in die Höhe und wiederhole die Übung.

4 • 10 Wiederholungen • Squat Jump **• 30 Sekunden Pause**

In die Kniebeuge kommen. Mit einem explosiven Sprung nach oben vom Boden abdrücken. Die Beine durchstrecken und die Arme seitlich des Körpers nach hinten unten strecken. In die Kniebeuge zurückkommen, dabei möglichst sanft abfedern**. Leichtere Variante:** Kniebeuge ohne Sprung.

Hinweis: Führe so viele Durchgänge aus, wie du in 10 bis 15 Minuten schaffst – je nachdem, wie viel Zeit du hast und wie motiviert du bist. Schließe das Workout mit Cool-down 2 (Seite 32) ab.

1 + 3

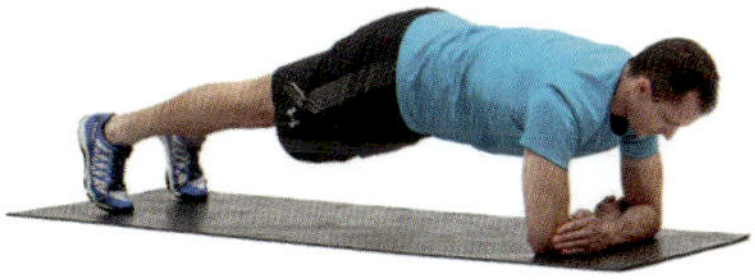

2

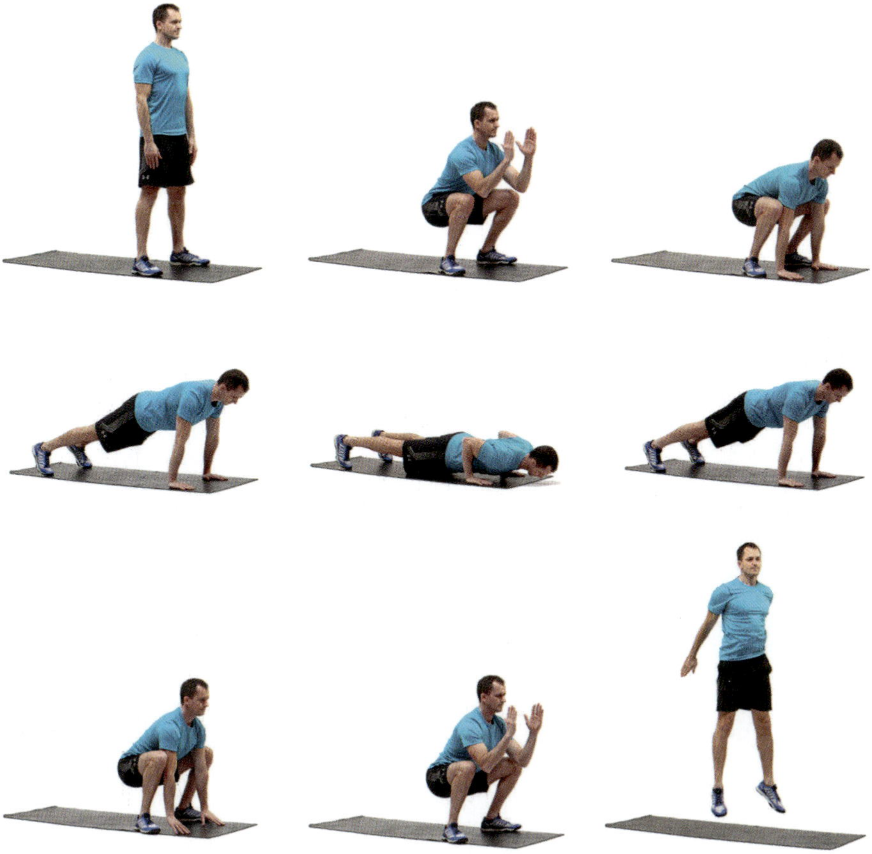

4

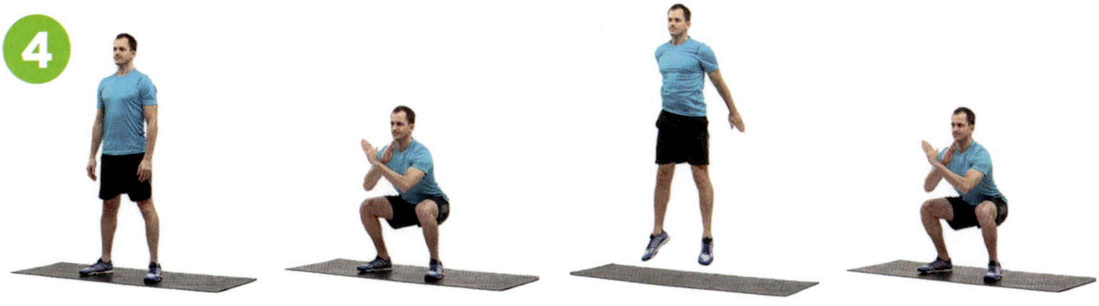

Workout 7

10–15 Minuten

Beginne mit Warm-up 2 (Seite 26)

1 • 10 Wiederholungen • Burpee

Komme in die Kniebeuge, platziere die Hände vor dir auf den Boden. Springe mit beiden Füßen nach hinten in die Liegestützposition. Führe einen Push-up aus. Springe dann wieder nach vorn zu den Händen, sodass du wieder in der tiefen Kniebeuge bist, die Hände auf dem Boden. Richte dich auf, springe in die Höhe und wiederhole die Übung.

2 • 10 Wiederholungen • Squat

Mit dem Einatmen die Knie beugen und das Gesäß nach hinten schieben. Die Knie bleiben etwas nach außen gerichtet, die Fersen stehen fest auf dem Boden. Mit geradem Rücken die Hüften auf oder unter Kniehöhe absenken, Oberschenkel parallel zum Boden. Mit dem Ausatmen die Bauchmuskeln anspannen und zurück in die Ausgangsposition.

3 • 10 Wiederholungen • Push-up

Komme in die Liegestützposition. Die Arme beugen und den Oberkörper möglichst nahe zum Boden absenken, wobei Brust und Becken auf einer Linie bleiben. Wieder nach oben drücken. **Leichtere Variante:** mit abgelegten Knien.

4 • 30 Sekunden • Hollow Hold **• 30 Sekunden Pause**

In der Rückenlage die Beine in einem 90-Grad-Winkel anheben, bis die Knie über den Hüften sind. Beim Ausatmen die Bauchmuskeln anspannen und Kopf und Schultern vom Boden abheben. Die Arme Richtung Knie und die Beine nach vorn strecken. Die Position halten. **Leichtere Variante:** Hollow Hold mit angewinkelten Beinen (Seite 58)

Hinweis: Führe so viele Durchgänge aus, wie du in 10 bis 15 Minuten schaffst – je nachdem, wie viel Zeit du hast und wie motiviert du bist. Schließe das Workout mit Cool-down 2 (Seite 32) ab.

1

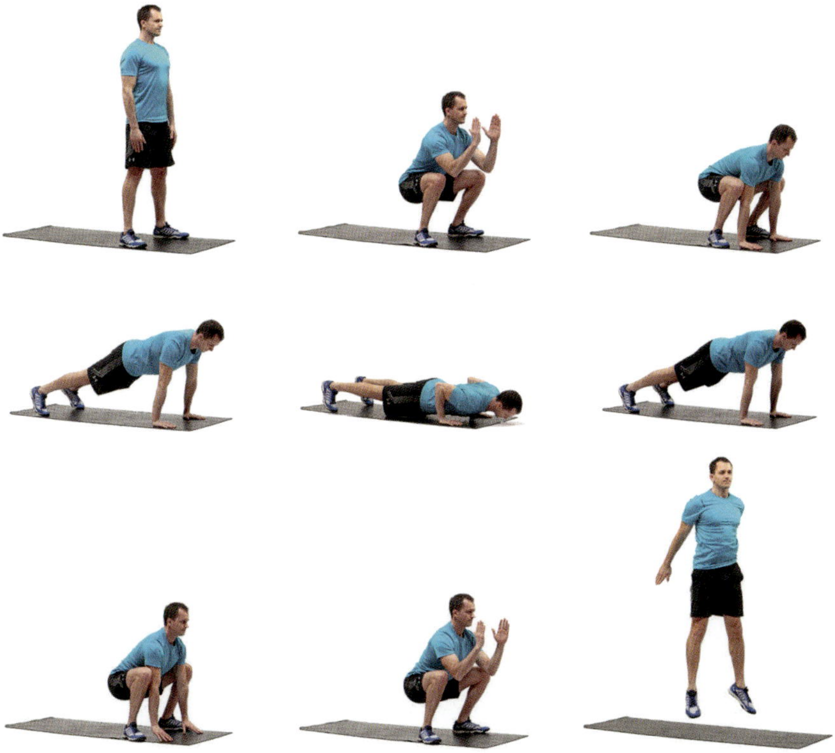

2

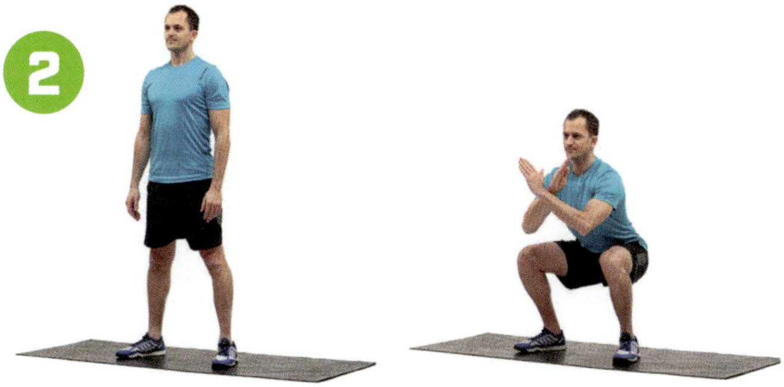

3

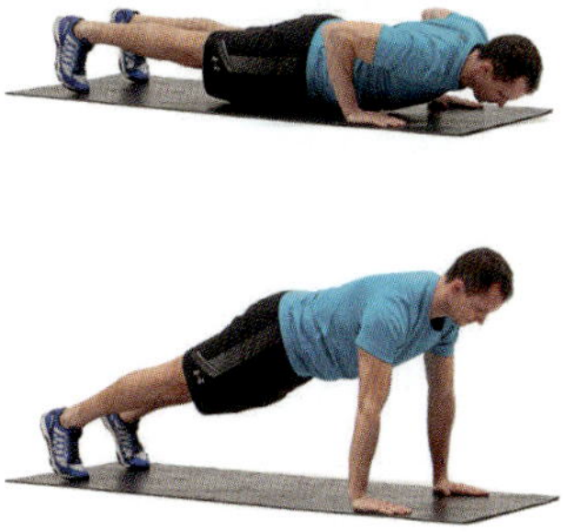

4

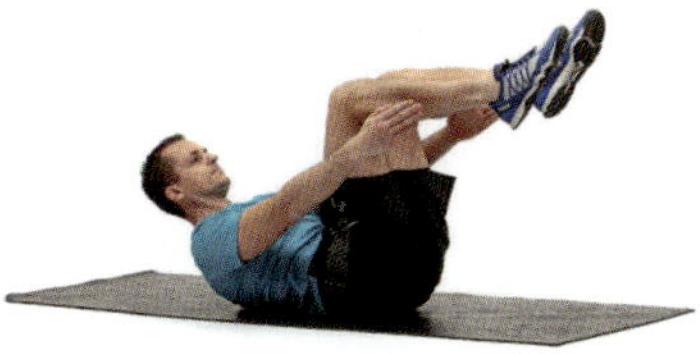

Workout 8

10–15 Minuten

Beginne mit Warm-up 2 (Seite 26)

1 • 10 Wiederholungen • Push-up

In einer Stützposition die Arme beugen und den Oberkörper möglichst nahe zum Boden absenken, wobei Brust und Becken auf einer Linie bleiben. Mit dem Ausatmen wieder nach oben drücken. **Leichtere Variante:** mit abgelegten Knien.

2 • 15 Wiederholungen • Thruster-Kniebeuge

Beuge die Ellbogen und positioniere die Hanteln nahe den Schultern. Eine Kniebeuge ausführen. Nutze die Kraft der Beine, um gleichzeitig die Arme über den Kopf zu strecken. Mit dem Einatmen wieder in die Kniebeuge absenken, die Ellbogen beugen und die Hanteln nahe an die Schultern bringen. Wiederhole die Übung. **Leichtere Variante:** ohne Hanteln.

3 • 10 Wiederholungen • Burpee

Aus dem aufrechten Stand in die Kniebeuge kommen, die Hände vor dir auf den Boden platzieren. Mit beiden Füßen nach hinten in die Liegestützposition springen. Einen Push-up ausführen. Dann mit den Füßen zurück nach vorn kommen, sodass du wieder in der tiefen Kniebeuge bist. Richte dich auf, springe in die Höhe und wiederhole die Übung.

4 • 12 Wiederholungen • Ausfallschritt mit Sprung **• 30 Sekunden Pause**

Einen Ausfallschritt nach hinten ausführen und das hintere Knie bis fast auf den Boden absenken. Die Ferse des vorderen Beins steht fest auf dem Boden. Einen explosionsartigen Sprung ausführen, bei dem du die Beine in der Luft wechselst und wieder in einem Ausfallschritt landest. Wechsle bei jedem Sprung die Beine und federe beim Landen sanft ab.

Hinweis: Führe so viele Durchgänge aus, wie du in 10 bis 15 Minuten schaffst – je nachdem, wie viel Zeit du hast und wie motiviert du bist. Schließe das Workout mit Cool-down 2 (Seite 32) ab.

1

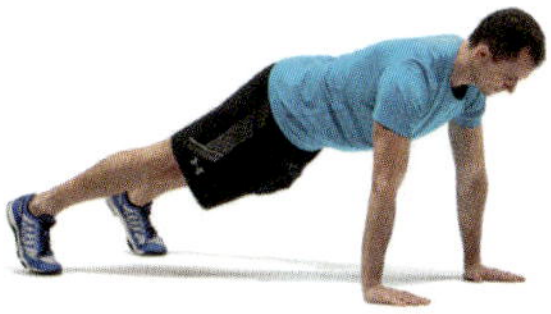

2

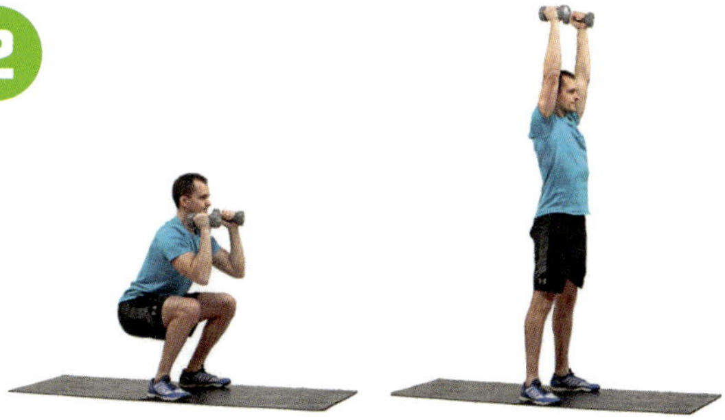

3

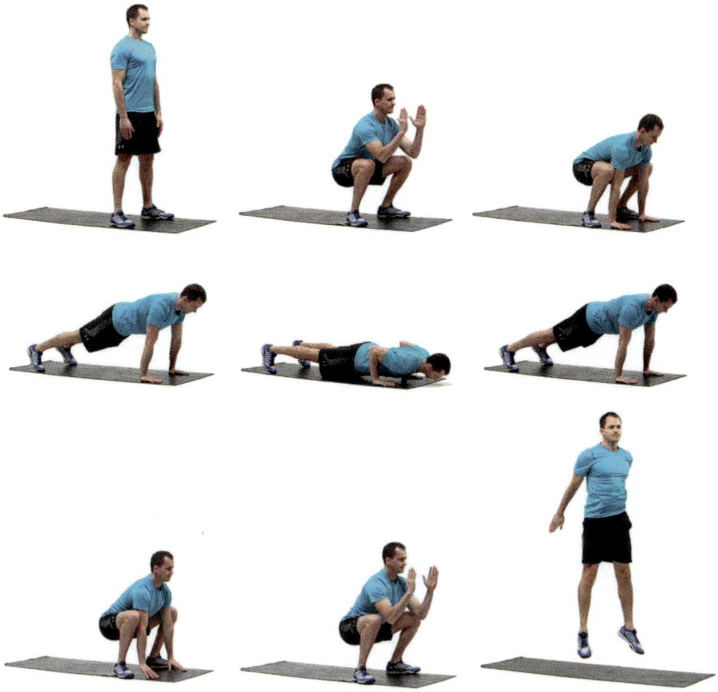

4

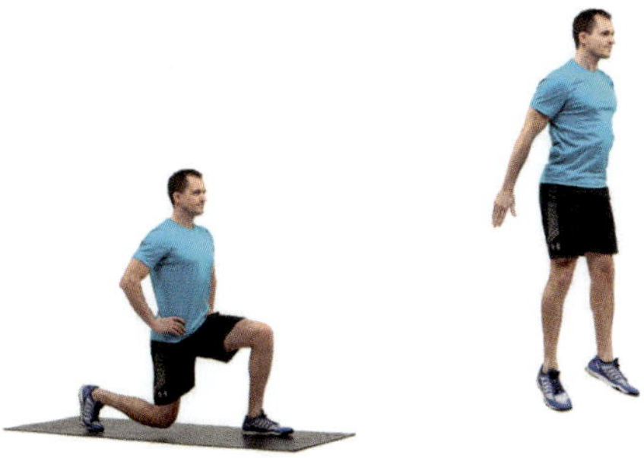

Workout 9

10–15 Minuten

Beginne mit Warm-up 2 (Seite 26)

1 • 1 Minute • Sprinten auf der Stelle
Laufe so schnell du kannst auf der Stelle. Halte den Oberkörper gerade und die Bauchmuskeln angespannt. Setze mit dem Fußballen auf. Nimm die Arme locker mit.

2 • 10 Wiederholungen • Push-up
Komme in die Liegestützposition. Mit dem Einatmen die Arme beugen und den Oberkörper möglichst nahe zum Boden absenken, wobei Brust und Becken auf einer Linie bleiben. Mit dem Ausatmen die Bauchmuskeln anspannen und wieder nach oben drücken. Wiederhole die Bewegung. **Leichtere Variante:** mit abgelegten Knien.

3 • 10 Wiederholungen • Squat Jump
Aus dem aufrechten Stand in die Kniebeuge kommen. Die Bauchmuskeln anspannen und mit einem explosiven Sprung nach oben vom Boden abdrücken. Die Beine durchstrecken und die Arme seitlich des Körpers mitnehmen. In die Kniebeuge zurückkommen, dabei möglichst sanft abfedern. **Leichtere Variante:** Kniebeuge ohne Sprung.

4 • 20 Wiederholungen • Russian Twist **• 30 Sekunden Pause**
Im Sitzen die Knie anwinkeln und die Füße nebeneinander flach auf dem Boden aufstellen. Die Bauchmuskeln anspannen und den Oberkörper erst zur einen, dann zur anderen Seite drehen. Die Position von Becken und Knien verändert sich nicht. Jeder Seitenwechsel zählt als Wiederholung. **Schwierigere Variante:** Die Füße vom Boden heben und das Becken stabil halten.

Hinweis: Führe so viele Durchgänge aus, wie du in 10 bis 15 Minuten schaffst – je nachdem, wie viel Zeit du hast und wie motiviert du bist. Schließe das Workout mit Cool-down 2 (Seite 32) ab.

1

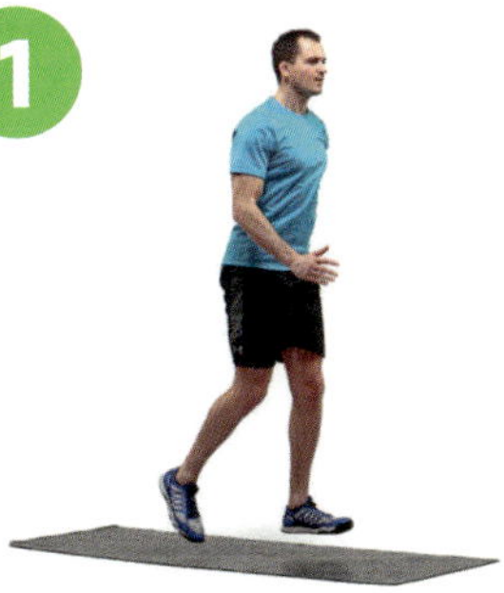

2

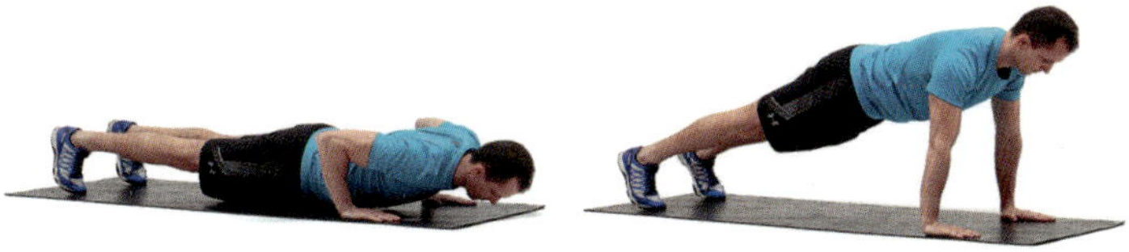

3

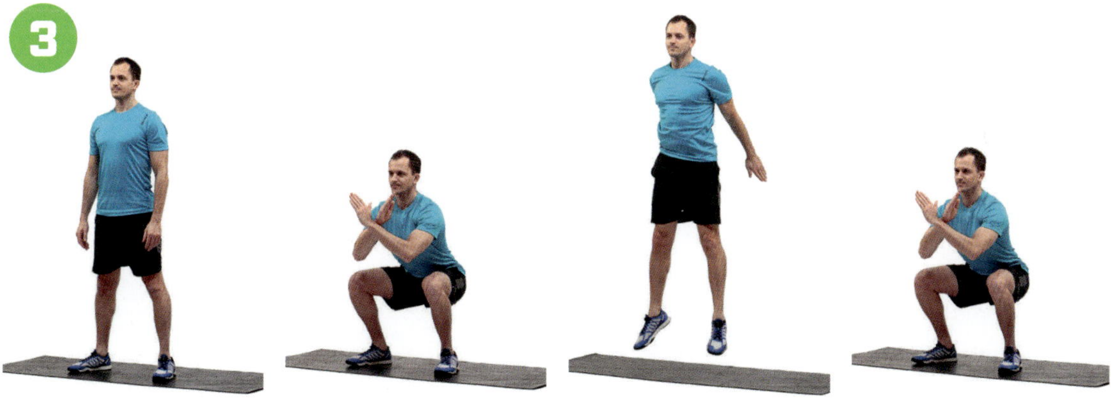

4

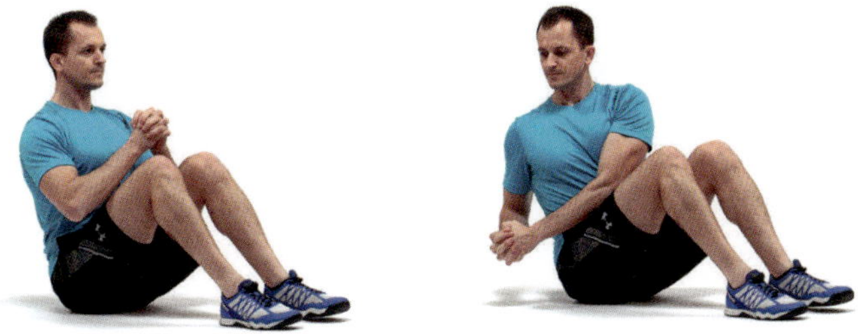

Workout 10

10–15 Minuten

Beginne mit Warm-up 2 (Seite 26)

1 • 20 Wiederholungen • Burpee

Aus dem aufrechten Stand in die Kniebeuge kommen, die Hände vor dir auf den Boden platzieren. Mit den Füßen nach hinten in die Liegestützposition springen. Einen Push-up ausführen. Mit den Füßen wieder nach vorn in die Kniebeuge springen, die Hände sind noch auf dem Boden. Richte dich auf, springe in die Höhe und wiederhole die Übung.

2 • 20 Wiederholungen • Thruster-Kniebeuge

Beuge die Ellbogen und positioniere die Hanteln nahe den Schultern. Eine Kniebeuge ausführen. Nutze die Kraft der Beine, um gleichzeitig die Arme über den Kopf zu strecken. Wieder in die Kniebeuge kommen. **Leichtere Variante:** ohne Hanteln.

3 • 20 Wiederholungen • Hollow Rock

In der Rückenlage die Arme hinter dem Kopf ausstrecken und ablegen. Die Bauchmuskeln anspannen und Arme, Kopf und Schultern sowie die Beine vom Boden abheben. Drücke die Lendenwirbelsäule auf den Boden. Hebe im Wechsel einmal den Oberkörper höher, lege den Oberkörper wieder ab (die Arme bleiben in der Luft) und hebe stattdessen die Beine weiter nach oben. Pendle vor und zurück. **Leichtere Variante:** Hollow Hold (Seite 92)

4 • 20 Wiederholungen • Einbeiniges Beckenheben **• 30 Sekunden Pause**

In der Rückenlage die Füße flach auf dem Boden und nahe am Gesäß aufstellen, die Knie parallel. Die Bauchmuskeln anspannen und das Becken anheben. Ein Bein angewinkelt nach oben heben. Dann die Bewegung mit dem anderen Bein wiederholen.

Hinweis: Führe so viele Durchgänge aus, wie du in 10 bis 15 Minuten schaffst – je nachdem, wie viel Zeit du hast, und wie gut du in Form bist. Schließe das Workout mit Cooldown 2 (Seite 32) ab.

1

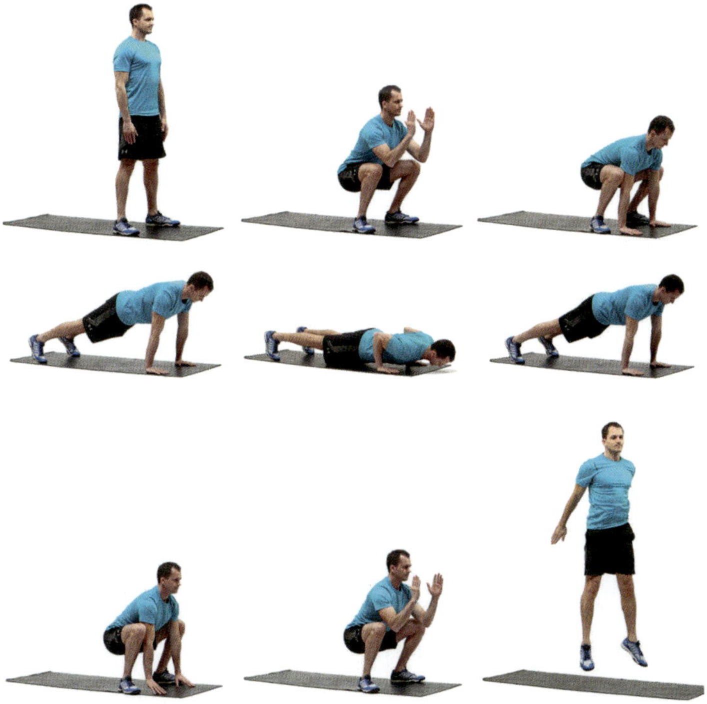

2

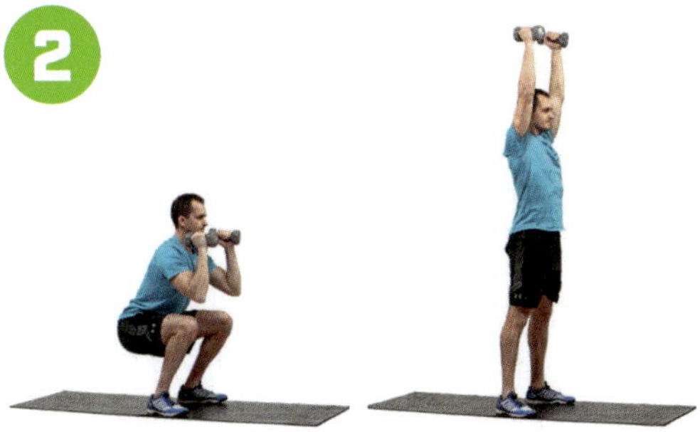

3

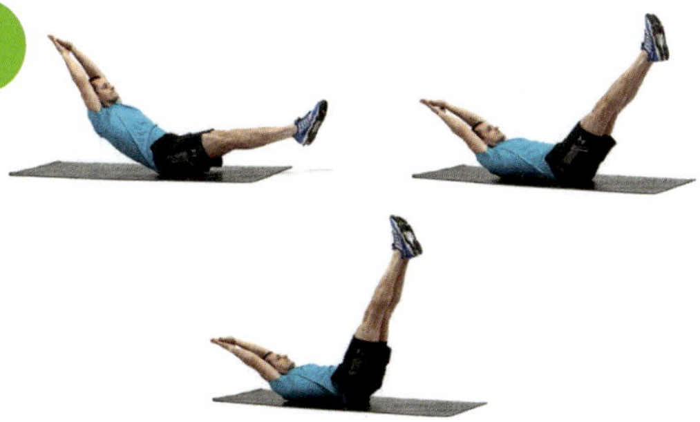

4

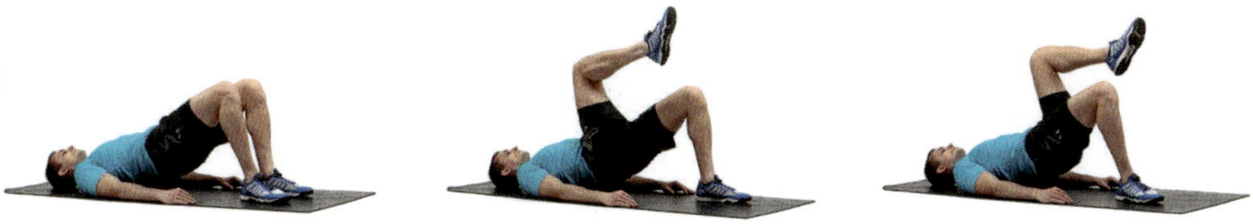

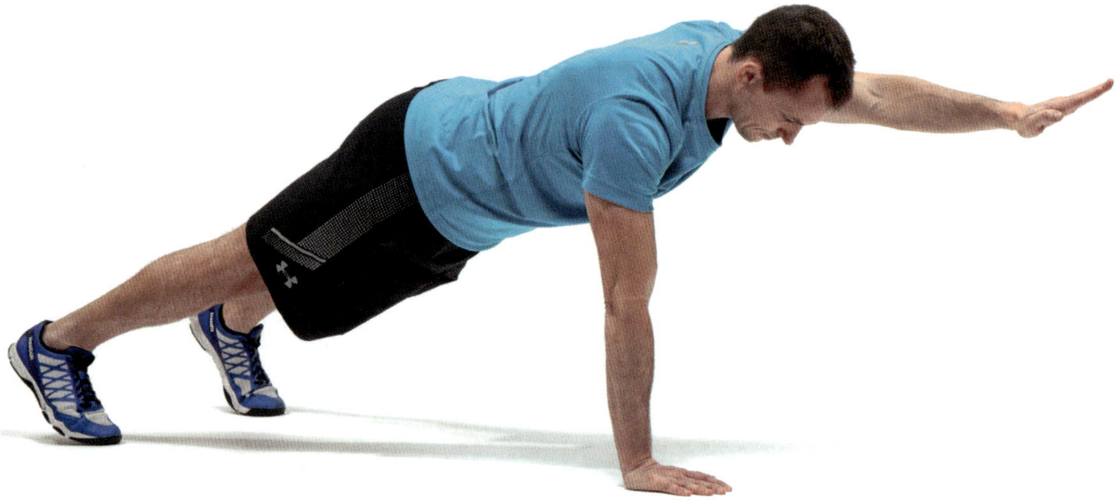

Outdoor-Training

Workout 1

8 Minuten

Beginne mit Warm-up 3 (Seite 28)

1 • 2 Minuten • Treppensteigen

Steige die Stufen einer Treppe oder einer Tribüne hinauf und hinunter: 1 Minute lang eine Stufe nach der anderen, dann nimm 1 Minute lang zwei Stufen auf einmal.

2 • 2 Minuten • Treppenspringen mit geschlossenen Füßen

Springe die Stufen einer Treppe oder Tribüne mit geschlossenen Füßen hinauf und hinunter: 1 Minute lang eine Stufe nach der anderen, dann 1 Minute lang zwei Stufen auf einmal.

3 • 2 Minuten • Treppe hinabsteigen in der Kniebeuge

Steige eine Treppe in der Kniebeugenposition hinunter. Halte bei jeder Stufe 10 Sekunden an. Steige die Stufen so schnell wie möglich wieder hinauf.

4 • 2 Minuten • Push-up auf einer Box

Die Hände auf einer Erhöhung abstützen (niedriger Tisch, Stuhl oder Treppenstufe). Mit den Füßen so weit zurücksteigen, bis der Körper diagonal in einer langen Linie im Raum ist. Die Körpermitte anspannen und einen Liegestütz ausführen. Je höher das Hilfsmittel ist, desto einfacher ist die Übung. **Schwierigere Variante:** Die Füße auf das Hilfsmittel stellen.

Hinweis: Schließe das Workout mit Cool-down 1 (Seite 30) ab.

4

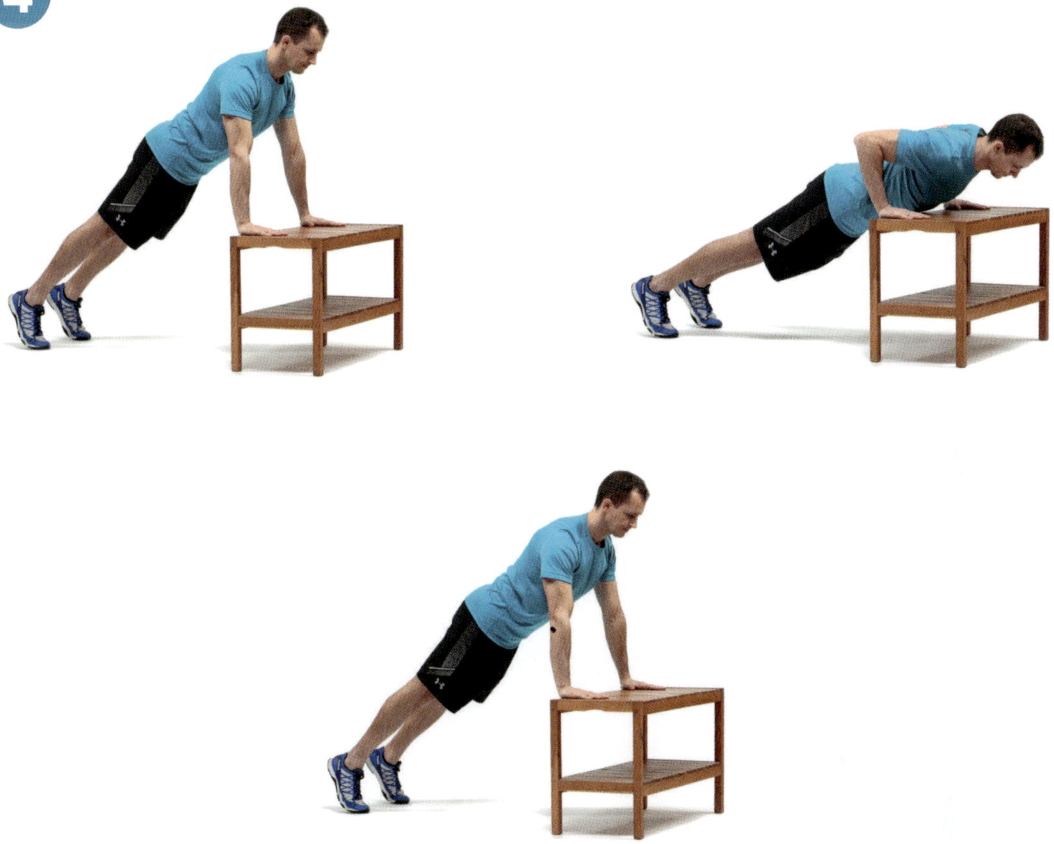

Workout 2

10–15 Minuten

Beginne mit Warm-up 3 (Seite 28)

1 • 400 Meter • Laufen

Variante für drinnen: 2 Minuten schnell auf der Stelle laufen oder seilspringen. Halte den Oberkörper aufrecht und hebe die Füße nur leicht vom Boden ab.

2 • 10 Wiederholungen • Push-up

In Liegestützposition die Arme beugen und den Oberkörper möglichst nahe zum Boden absenken, wobei Brust und Becken auf einer Linie bleiben. Die Bauchmuskeln anspannen und wieder nach oben in die Ausgangsposition drücken. **Leichtere Variante:** mit abgelegten Knien.

3 • 30 Sekunden • Plank

Auf die Unterarme stützen, die Ellbogen sind direkt unter den Schultern. Die Beine strecken und die Fußballen aufstellen. Achte darauf, dass Becken und Schultern auf einer Linie sind. Die Wirbelsäule lang strecken und die Bauchmuskeln anspannen.

4 • 10 Wiederholungen • Burpee **• 30 Sekunden Pause**

In die Kniebeuge kommen, die Hände vor dir auf den Boden platzieren. Mit den Füßen nach hinten in die Liegestützposition springen. Einen Push-up ausführen. Mit den Füßen wieder nach vorn springen und in der tiefen Kniebeuge landen. Richte dich wieder auf, springe in die Höhe und wiederhole die Übung. **Leichtere Variante:** Burpee ohne Push-up (Seite 52)

Hinweis: Führe so viele Durchgänge aus, wie du in 10 bis 15 Minuten schaffst – je nachdem, wie viel Zeit du hast und wie gut du in Form bist. Schließe das Workout mit Cool-down 2 (Seite 32) ab.

1

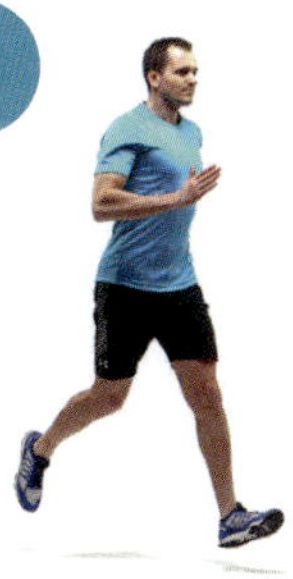

2

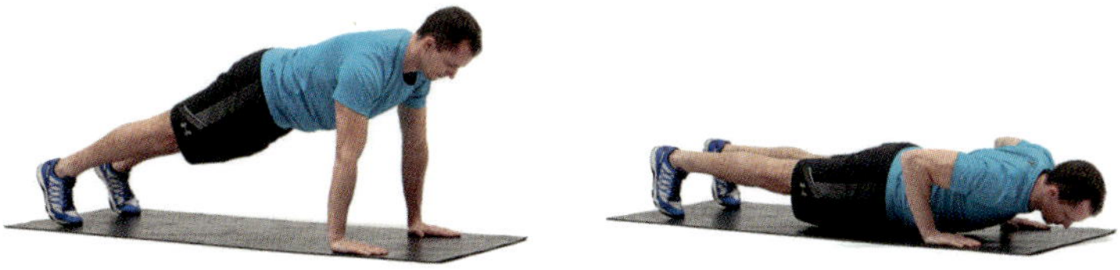

3

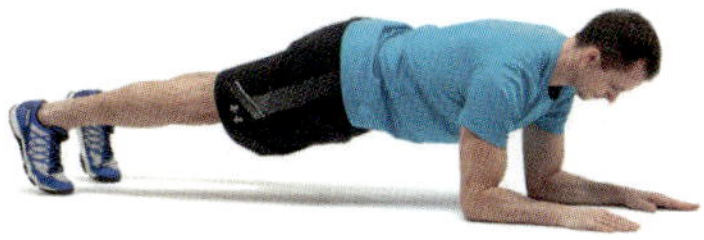

4

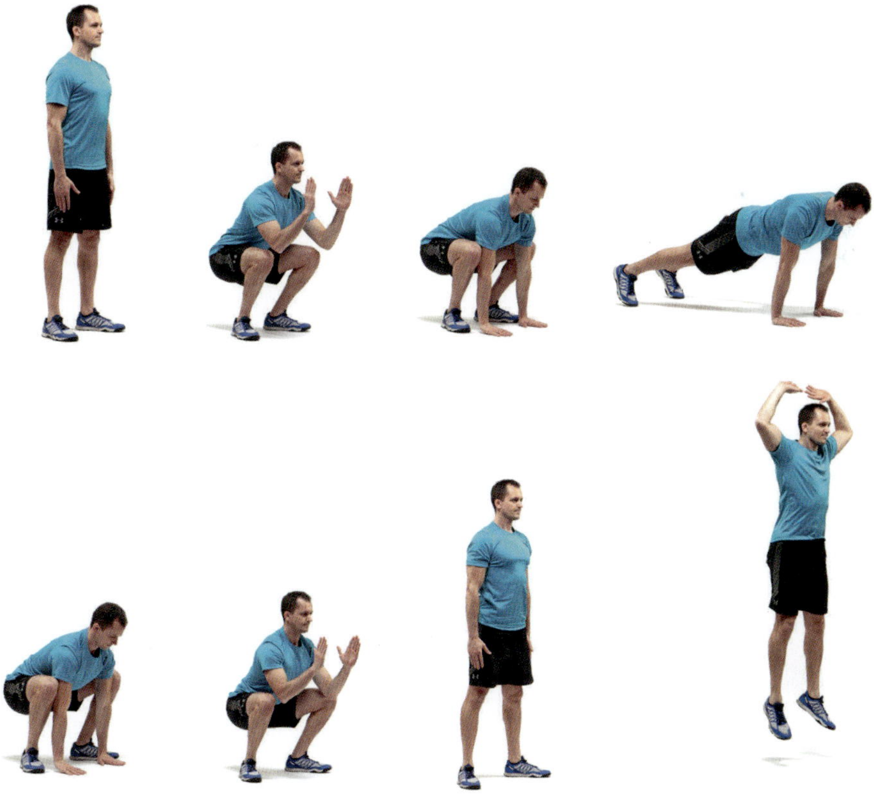

Workout 3

10–15 Minuten

Beginne mit Warm-up 3 (Seite 28)

1 • 200 Meter • Laufen

Variante für drinnen: 1 Minute auf der Stelle laufen. Halte den Oberkörper aufrecht und hebe die Füße nur leicht vom Boden ab.

2 • 10 Wiederholungen • Burpee

In die Kniebeuge kommen, die Hände vor dir auf den Boden platzieren. Mit den Füßen nach hinten in die Liegestützposition springen. Einen Push-up ausführen. Mit den Füßen wieder nach vorn springen, die Hände sind noch auf dem Boden. Richte dich wieder auf und springe in die Höhe. **Leichtere Variante:** Burpee ohne Push-up (Seite 52)

3 • 200 Meter • Laufen

Variante für drinnen: 1 Minute auf der Stelle laufen. Halte den Oberkörper aufrecht und hebe die Füße nur leicht vom Boden ab.

4 • 10 Wiederholungen pro Bein • Bulgarische Kniebeuge • 30 Sekunden Pause

Etwa einen Schritt weit entfernt einen Fußrücken auf eine Erhöhung ablegen. Die Bauchmuskeln anspannen. Das vordere Knie beugen und mit geradem Rücken senkrecht hinunter in den Ausfallschritt kommen. Den vorderen Fuß fest in den Boden schieben, um in die Ausgangsposition zurückzukommen.

Hinweis: Führe so viele Durchgänge aus, wie du in 10 bis 15 Minuten schaffst – je nachdem, wie viel Zeit du hast und wie gut du in Form bist. Schließe das Workout mit Cooldown 1 (Seite 30) ab.

1

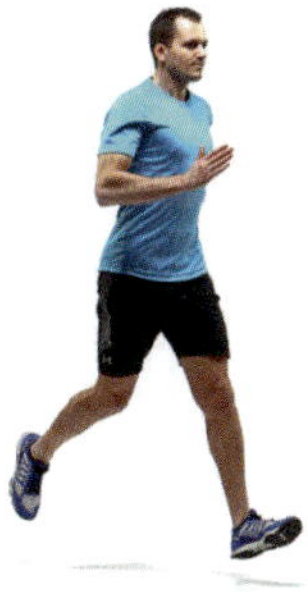

2

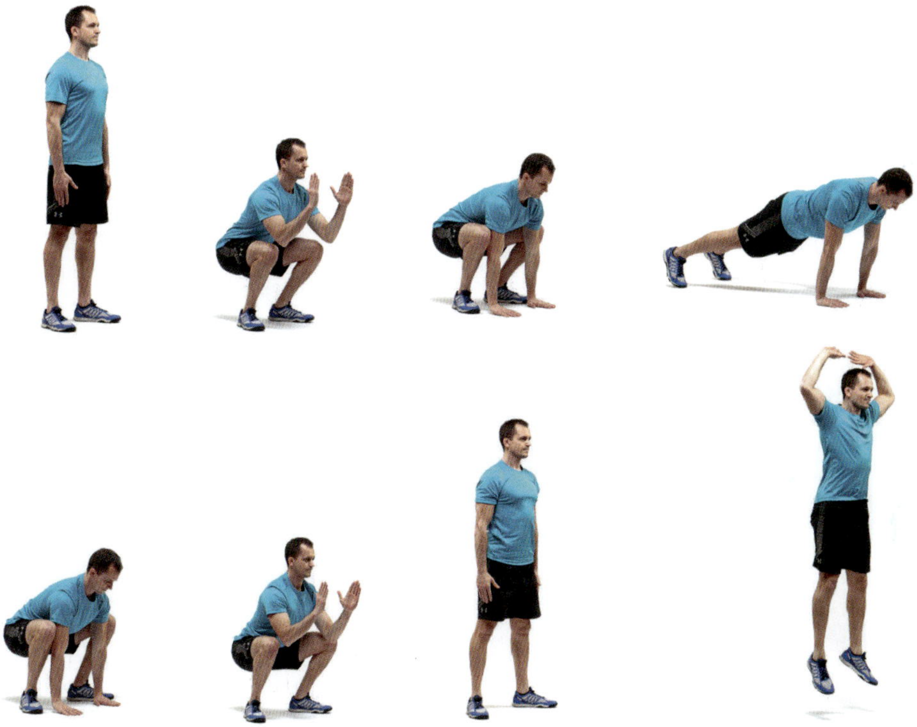

3

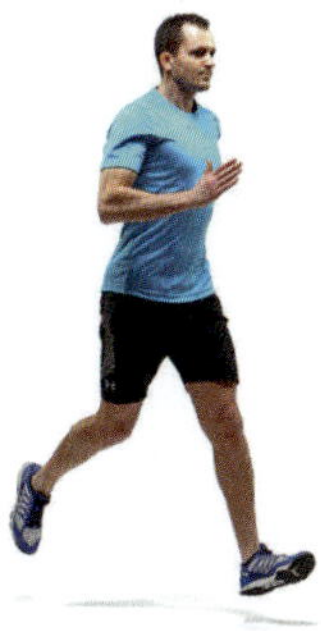

4

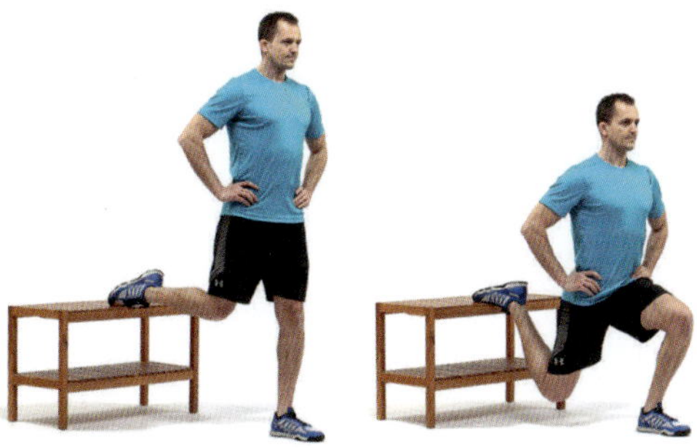

Workout 4

15 Minuten

Beginne mit Warm-up 3 (Seite 28)

1 • 10 × 30 Sekunden hoch und 30 Sekunden hinab • Hanglauf

Laufe 10-mal in 30 Sekunden in schnellem Tempo einen Hang hoch und 30 Sekunden in niedrigem Tempo wieder hinunter. **Variante für drinnen:** Treppensteigen oder Knieheben.

2 • 10 Wiederholungen • Thruster-Kniebeuge

Beuge die Ellbogen und positioniere die Hanteln nahe den Schultern. Mit dem Einatmen in eine Kniebeuge kommen. Mit dem Ausatmen die Bauchmuskeln anspannen und die Füße fest in den Boden schieben, dabei wieder aufrichten. Nutze die Kraft der Beine, um gleichzeitig die Arme über den Kopf zu strecken. **Leichtere Variante:** ohne Hanteln.

3 • 10 Wiederholungen • Armheben in der Liegestützposition

In die Liegestützposition kommen. Den rechten Arm anheben und waagrecht nach vorn strecken. Schultern und Hüften bleiben gerade. In die Ausgangsposition zurückkehren, bei der nächsten Wiederholung den linken Arm heben. Führe die Übung dynamisch aus, die Bauchmuskeln bleiben aktiviert.

4 • 10 Wiederholungen • Russian Twist

Im Sitzen die Füße nebeneinander flach auf dem Boden aufstellen. Die Bauchmuskeln anspannen und den Oberkörper erst zur einen, dann zur anderen Seite drehen. Die Position von Becken und Knien verändert sich nicht. Jeder Seitenwechsel zählt als Wiederholung. **Schwierigere Variante:** Die Füße vom Boden heben und dabei das Becken stabil halten.

Hinweis: Schließe das Workout mit Cool-down 2 (Seite 32) ab.

2

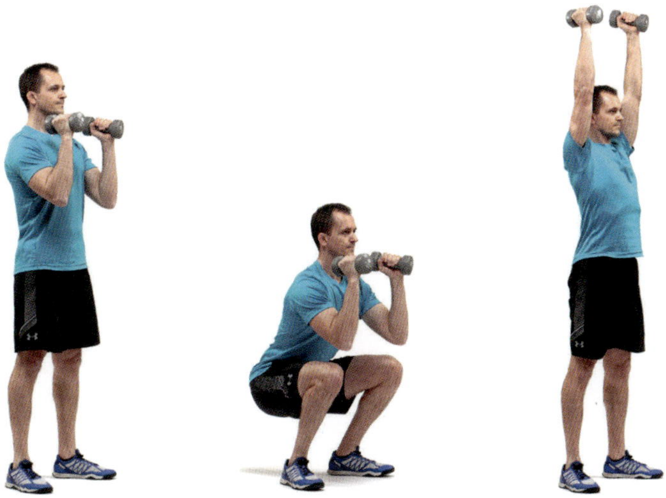

3

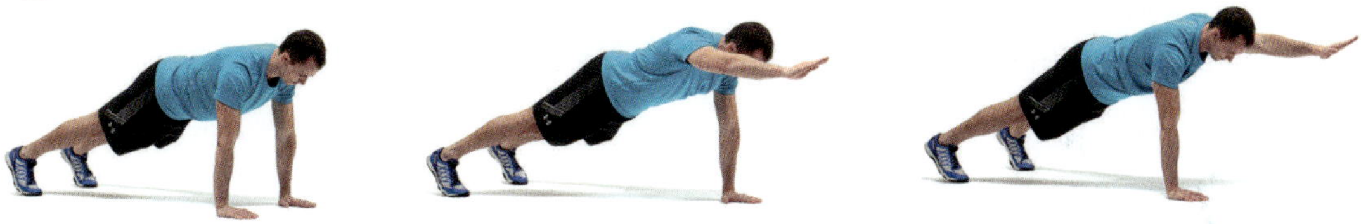

4

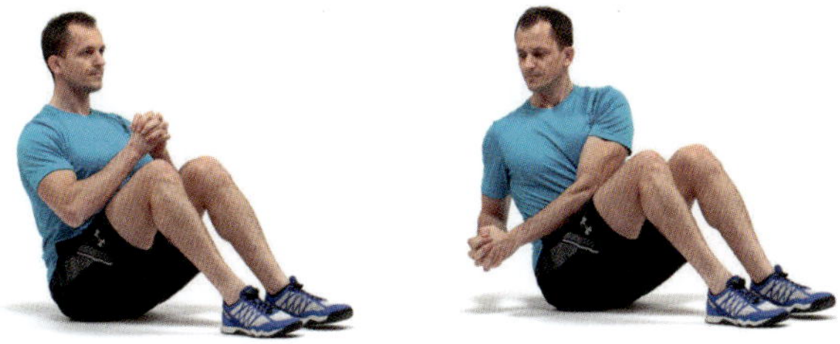

Workout 5

12–15 Minuten

Beginne mit Warm-up 3 (Seite 28)

1 • 400 Meter • Laufen

Variante für drinnen: 2 Minuten auf der Stelle laufen oder seilspringen. Halte den Oberkörper aufrecht und hebe die Füße nur leicht vom Boden ab.

2 • 15 Wiederholungen • Spiderman-Push-up

In die Liegestützposition kommen. Einen Push-up ausführen und gleichzeitig das rechte Knie beugen und zum rechten Ellbogen ziehen, ohne dass es den Boden berührt. Beim Ausatmen mit den Armen wieder nach oben in die Ausgangsposition drücken. Bei der nächsten Wiederholung das linke Knie Richtung Ellbogen ziehen. Im Wechsel fortfahren.

3 • 400 Meter • Laufen

Variante für drinnen: 2 Minuten auf der Stelle laufen oder seilspringen. Halte den Oberkörper aufrecht und hebe die Füße nur leicht vom Boden ab.

4 • 15 Wiederholungen • Tiefer Squat mit Touchdown • 30 Sekunden Pause

Aufrechter Stand, die Füße etwas mehr als schulterbreit öffnen, die Knie zeigen leicht nach außen. So weit in die Kniebeuge nach unten kommen, bis die Finger den Boden berühren. Der Rücken bleibt gerade. Richte dich wieder auf und wiederhole die Bewegung.

Hinweis: Führe so viele Durchgänge aus, wie du in 10 bis 15 Minuten schaffst – je nachdem, wie viel Zeit du hast und wie gut du in Form bist. Schließe das Workout mit Cooldown 1 (Seite 30) ab.

1 + 3

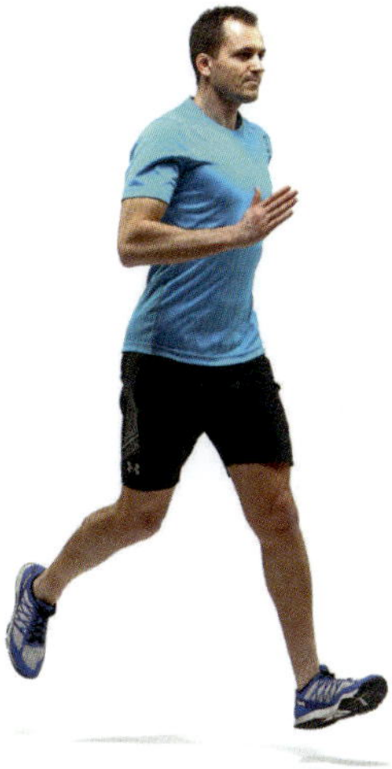

2

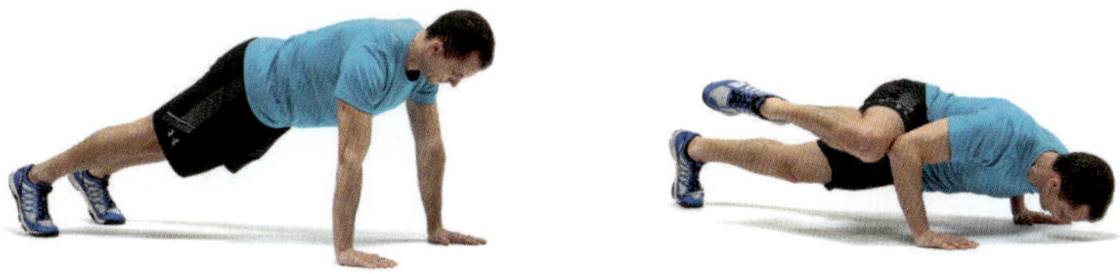

4

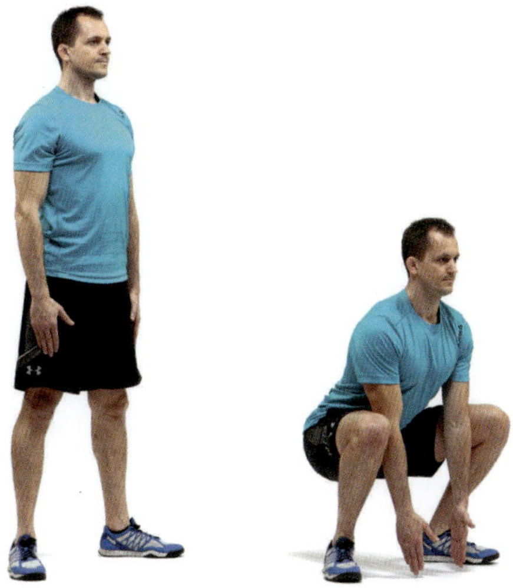

Workout 6

10–15 Minuten

Beginne mit Warm-up 3 (Seite 28)

1 • 30 Sekunden oder 50 Meter • Sprint

Laufe mit geradem Rücken und angespannten Bauchmuskeln. Nimm die Arme gegengleich mit, um die Intensität zu erhöhen: Der linke Ellbogen geht nach vorn, wenn du das rechte Knie hebst, und umgekehrt. **Variante für drinnen:** 30 Sekunden Kniehebelauf.

2 • 15 Wiederholungen • Spiderman-Push-up

Einen Push-up ausführen und gleichzeitig das rechte Knie beugen und zum rechten Ellbogen ziehen, ohne dass es den Boden berührt. Wieder nach oben in die Ausgangsposition drücken. Im Wechsel fortfahren. **Leichtere Variante:** Push-up.

3 • 15 Wiederholungen • Beckenheben

In der Rückenlage die Füße flach auf dem Boden und nahe am Gesäß aufstellen, die Knie sind parallel. Die Arme an den Körperseiten entlang ablegen. Mit dem Ausatmen die Bauchmuskeln anspannen und das Becken anheben. Mit dem Einatmen das Becken zurück in die Ausgangsposition senken. **Schwierigere Variante:** ein Gewicht auf die Hüften legen.

4 • 15 Wiederholungen • Squat Jump • 30 Sekunden Pause

Mit dem Einatmen in die Kniebeuge kommen. Mit dem Ausatmen die Bauchmuskeln anspannen und mit einem explosiven Sprung nach oben vom Boden abdrücken. Strecke die Beine durch und nimm die Arme seitlich des Körpers mit. Wieder in die Kniebeuge zurückkommen, dabei möglichst sanft abfedern.

Hinweis: Führe so viele Durchgänge aus, wie du in 10 bis 15 Minuten schaffst – je nachdem, wie viel Zeit du hast und wie gut du in Form bist. Schließe das Workout mit Cooldown 2 (Seite 32) ab.

1

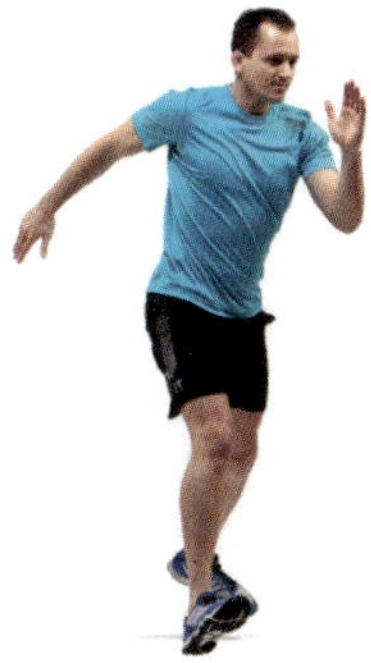

2

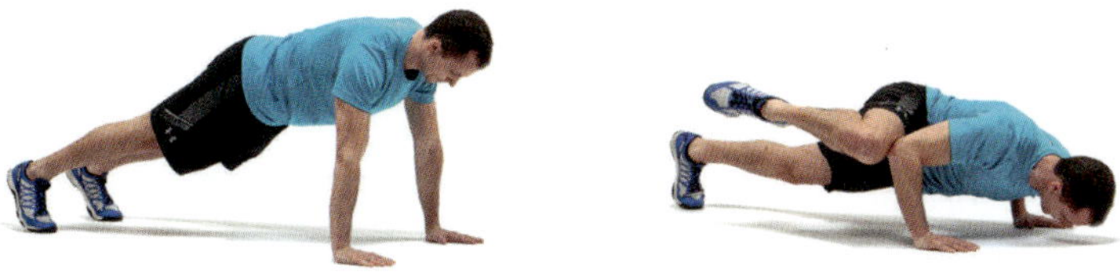

3

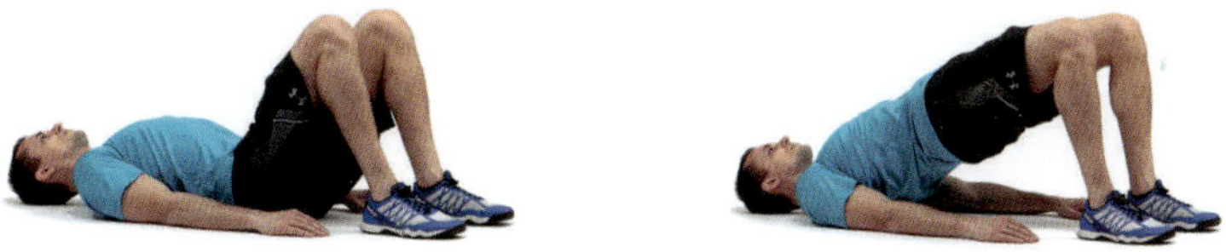

4

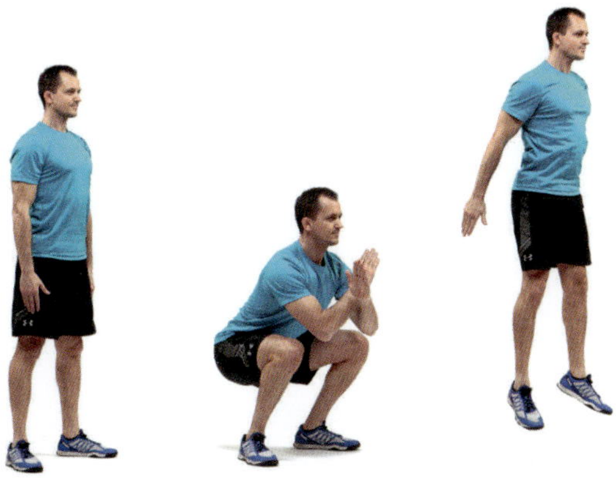

Workout 7

10–15 Minuten

Beginne mit Warm-up 3 (Seite 28)

1 • 30 Wiederholungen • Bergsteiger

In die Liegestützposition kommen. Abwechselnd das rechte und das linke Knie zur Brust ziehen, dabei den Rücken gerade und die Bauchmuskeln angespannt halten.

2 • 20 Wiederholungen • Push-up

In die Liegestützposition kommen. Mit dem Einatmen die Arme beugen und den Oberkörper möglichst nahe zum Boden absenken, wobei Brust und Becken auf einer Linie bleiben. Mit dem Ausatmen die Bauchmuskeln anspannen und wieder nach oben in die Ausgangsposition drücken. Wiederhole die Bewegung. **Leichtere Variante:** mit abgelegten Knien.

3 • 10 Wiederholungen pro Bein • Einbeiniges Beckenheben mit wechselndem Bein

In der Rückenlage die Füße flach auf dem Boden und nahe am Gesäß aufstellen, die Knie sind parallel. Die Arme entlang des Körpers ablegen. Die Bauchmuskeln anspannen, das Becken anheben und ein Bein angewinkelt anheben. Mit dem Ausatmen den Fuß in die Ausgangsposition zurückstellen. Die Bewegung mit dem anderen Bein wiederholen.

4 • 10 Wiederholungen • Burpee **• 30 Sekunden Pause**

In die Kniebeuge kommen, die Hände vor dir auf den Boden platzieren. Mit den Füßen nach hinten in die Liegestützposition springen. Einen Push-up ausführen. Mit den Füßen wieder nach vorn springen, sodass du in der tiefen Kniebeuge landest, die Hände sind noch auf dem Boden. Richte dich wieder auf, springe in die Höhe und wiederhole die Übung.

Hinweis: Führe so viele Durchgänge aus, wie du in 10 bis 15 Minuten schaffst – je nachdem, wie viel Zeit du hast und wie gut du in Form bist. Schließe das Workout mit Cooldown 1 (Seite 30) ab.

1

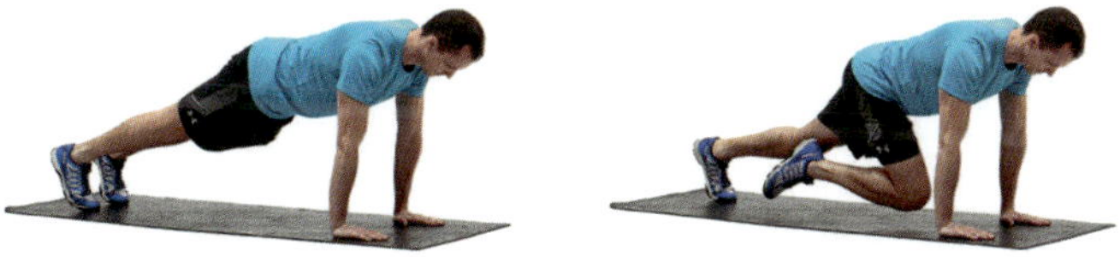

2

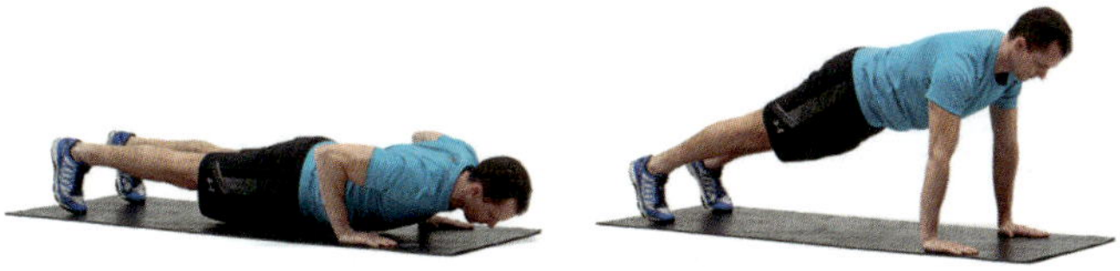

3

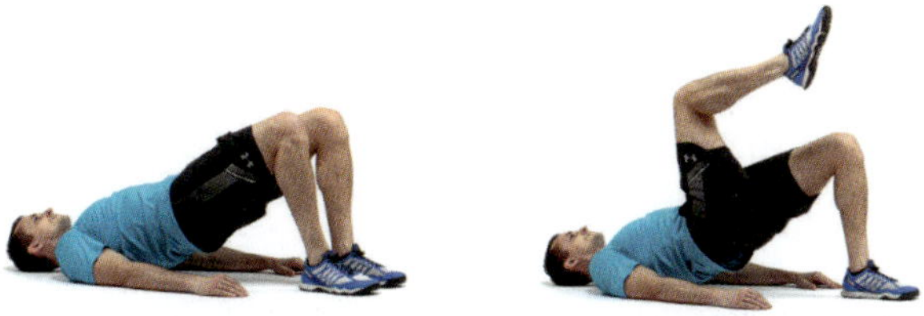

4

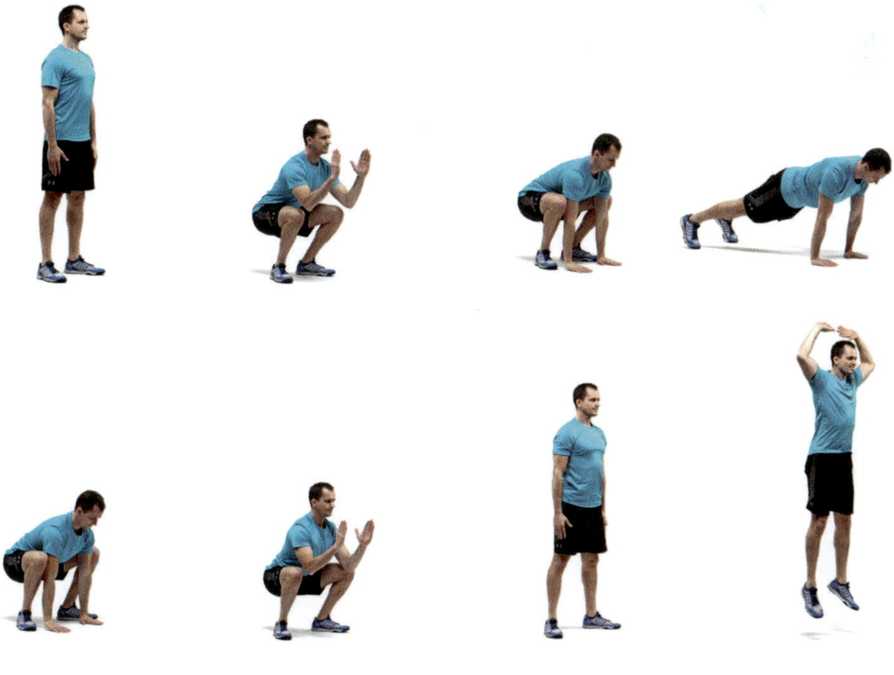

Workout 8

15 Minuten

Beginne mit Warm-up 3 (Seite 28)

1 • 15 Minuten • Laufen

2 • Je 8 Wiederholungen • Burpee

Alle 400 Meter oder alle 2 Minuten jeweils 8 Burpees ausführen.

Hinweis: Schließe das Workout mit Cool-down 2 (Seite 32) ab.

1

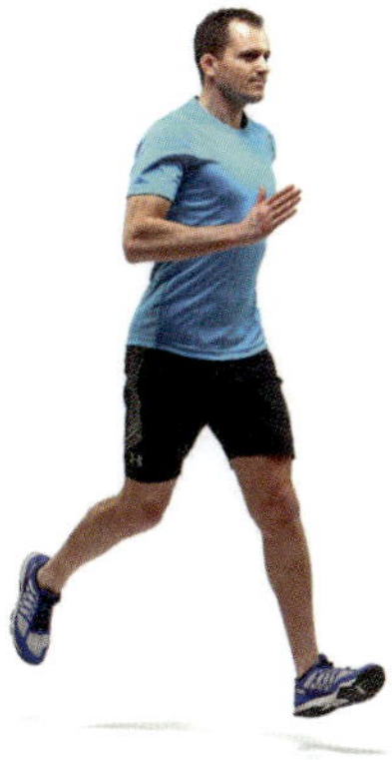

2

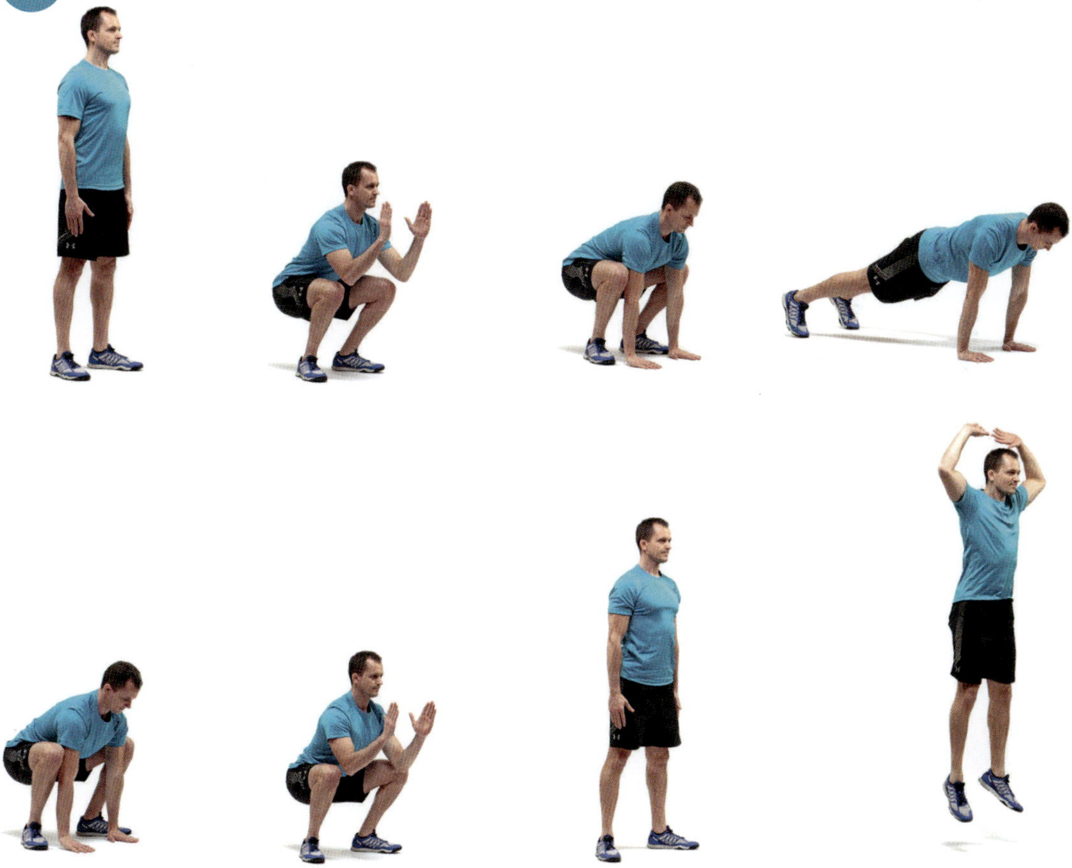

Workout 9

15 Minuten

Beginne mit Warm-up 3 (Seite 28)

1 • 40 Wiederholungen • Squat Jump

Eine Kniebeuge ausführen und mit einem explosiven Sprung nach oben vom Boden abdrücken. Strecke die Beine durch und nimm die Arme seitlich des Körpers mit. Wieder in die Kniebeuge zurückkommen, dabei möglichst sanft abfedern. **Leichtere Variante:** Squat (Seite 36)

2 • 30 Wiederholungen • Push-up mit Lösen der Hände

In die Liegestützposition kommen. Mit dem Einatmen die Ellbogen leicht schräg nach hinten beugen und den Oberkörper bis auf den Boden absenken. Brust und Becken senken sich gleichzeitig. Mit dem Ausatmen die Bauchmuskeln anspannen und kraftvoll nach oben drücken, dabei eine Hand vom Boden lösen. **Leichtere Variante:** mit abgelegten Knien.

3 • 20 Wiederholungen • Burpee

Aus dem aufrechten Stand in die Kniebeuge kommen, die Hände auf den Boden platzieren. Mit den Füßen nach hinten in die Liegestützposition springen. Einen Push-up ausführen. Mit den Füßen wieder nach vorn springen, sodass du in der tiefen Kniebeuge landest. Richte dich wieder auf, springe in die Höhe und fange wieder von vorne an.

4 • 400 Meter • Laufen **• 30 Sekunden Pause**

Laufe 400 Meter in mäßigem oder schnellem Tempo. **Variante für drinnen:** 2 Minuten auf der Stelle laufen oder Knieheben.

Hinweis: Führe so viele Durchgänge aus, wie du in 15 Minuten schaffst, und schließe das Workout mit Cool-down 1 (Seite 30) ab.

1

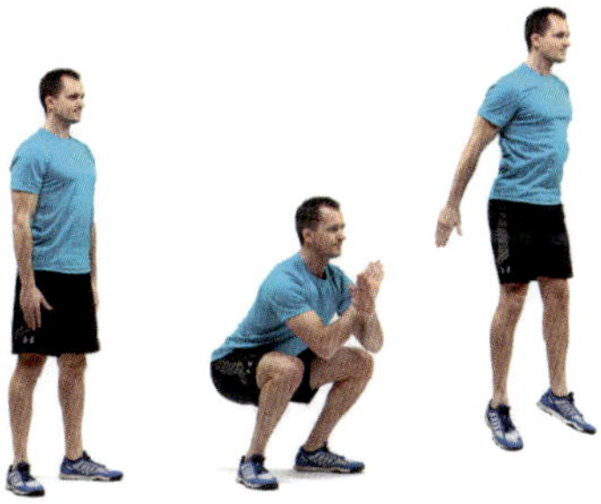

2

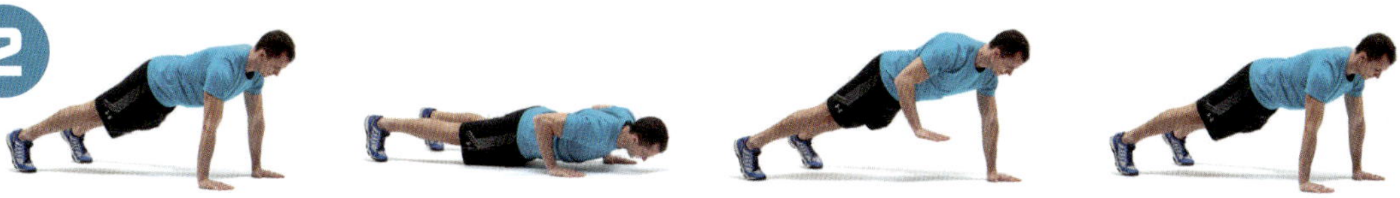

3

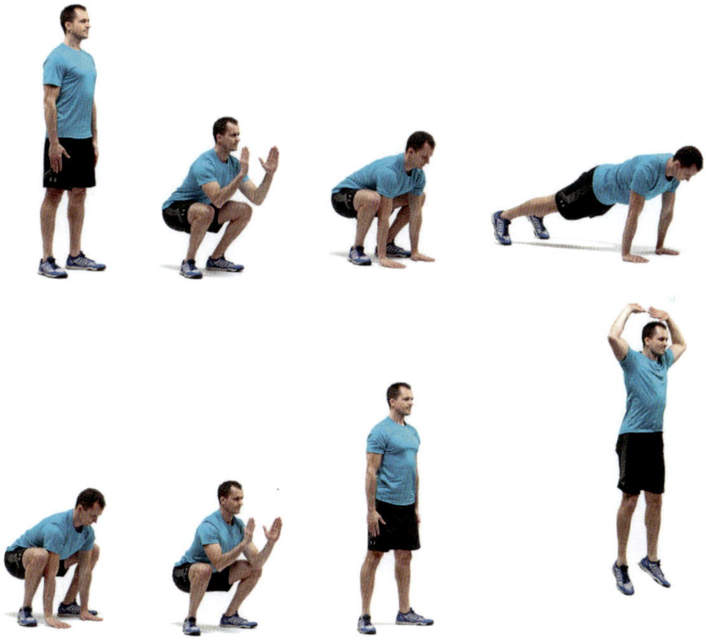

4

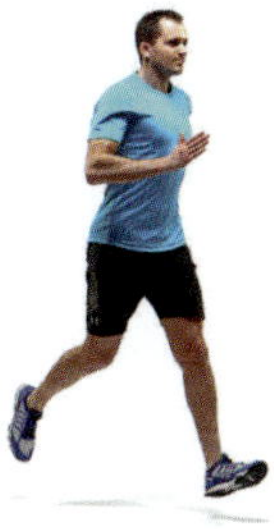

Workout 10

15 Minuten

Beginne mit Warm-up 3 (Seite 28)

1 • 400 Meter • Laufen

Laufe 400 Meter in mäßigem oder schnellem Tempo. **Variante für drinnen:** 2 Minuten Jumping Jack oder Seilspringen.

2 • 20 Wiederholungen • Burpee

Aus dem aufrechten Stand in die Kniebeuge kommen, die Hände vor dir auf den Boden platzieren. Mit den Füßen nach hinten in die Liegestützposition springen. Einen Push-up ausführen. Mit den Füßen wieder nach vorn springen, sodass du in der tiefen Kniebeuge landest, die Hände sind noch auf dem Boden. Richte dich wieder auf und springe in die Höhe.

3 • 20 Wiederholungen • Push-up

In die Liegestützposition kommen. Die Arme beugen und den Oberkörper möglichst nahe zum Boden absenken, wobei Brust und Becken auf einer Linie bleiben. Wieder nach oben in die Ausgangsposition drücken. **Leichtere Variante:** mit abgelegten Knien.

4 • 20 Wiederholungen • Schneeengel • 30 Sekunden Pause

In der Bauchlage Arme und Beine strecken. Die Wirbelsäule lang strecken, die Bauchmuskeln anspannen und Arme, Kopf und Brust vom Boden abheben. Die Ellbogen nach hinten ziehen und die Arme wieder nach vorn strecken. **Schwierigere Variante:** Auch die Füße vom Boden abheben.

Hinweis: Führe so viele Durchgänge aus, wie du in 15 Minuten schaffst, und schließe das Workout mit Cool-down 2 (Seite 32) ab.

1

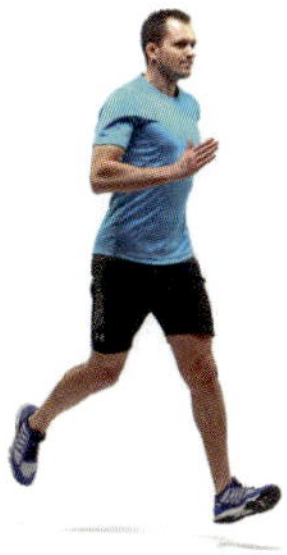

2

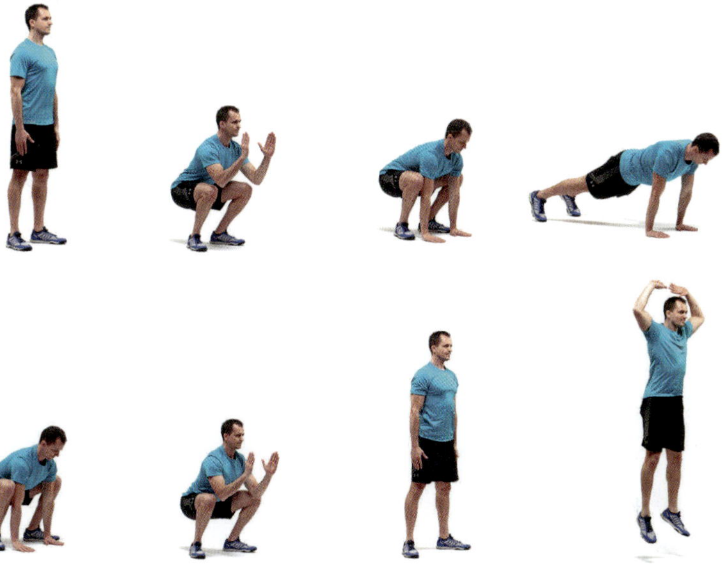

3

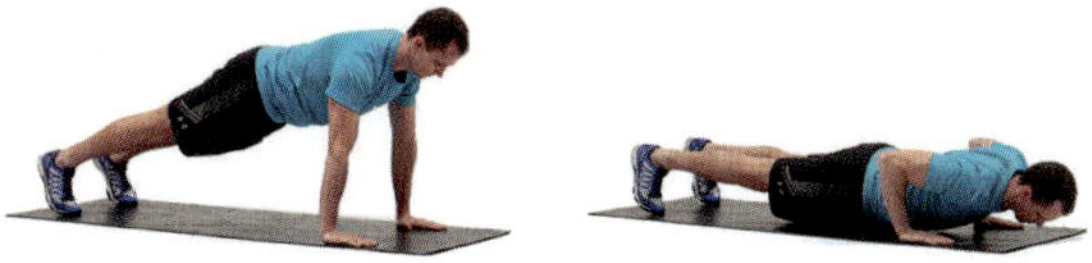

4

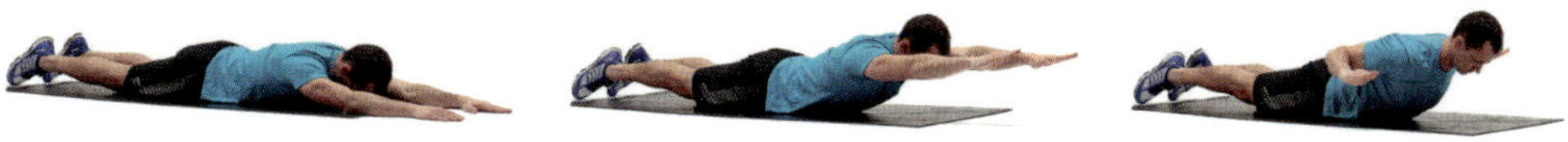

ÜBUNGSVERZEICHNIS

LITERATUREMPFEHLUNGEN

Del Sol, Aurélia, Mon cahier objectif training en 12 semaines, 2019

Fit by Clem und Jessica Xavier, Mon cahier HIIT, 2020

Harvey, Jean-François, Courir mieux, 2014

Leblond, Fabien, Training Express, 2020

Sillaro, Élodie, Stretching Express, 2020

Sissako, Bakary, Marvel Workout, fitness & musculation, 18 séances pour devenir un super-héros, 2018

Sissako, Bakary, 7 minutes par jour – cardio brûle-graisses. Mon programme pour m'affiner, 2017

Sordello, Jérôme, La bible du running, 2015

Team Crossops, CrossOps. Préparation physique opérationnelle du colonel Ghislain Réty, 2017

DANK

Bei Élodie Sillaro, Journalistin, Personal Trainerin und Koordinatorin dieser Reihe, bedanke ich mich herzlich für das Vertrauen, das sie mir geschenkt hat, für ihre Professionalität und ihre wertvollen Ratschläge. Und bei Sébastien Glénet, Personal Trainer, für das Gegenlesen des Manuskripts und die Bereitschaft, für die Fotos zu posieren.

Mein Dank geht auch an Renaud Dubois, Geschäftsführer des Amphora Verlags, der mir für dieses Buch sein Vertrauen geschenkt hat.

Ich danke dem Fotografen Denis Boulanger für seine schönen Bilder.

Unendlich dankbar bin ich meinem Lebensgefährten Jean-Baptiste Sibarita, der mir bei meinen Projekten immer zur Seite steht und mich mit seinem professionellen Feedback als erfahrener CrossFitter und Gewichtheber unterstützt. Und ich danke meiner Mutter Anne-Joëlle für ihr scharfes Auge bei der Durchsicht des Manuskripts.

ÜBER DIE AUTORIN

Florence Heimburger ist Autorin und Wissenschaftsjournalistin und schreibt für diverse Online- und Printmedien zu den Themen Gesundheit, Sport und Umwelt. Als begeisterte Sportlerin verfasste sie bereits Bücher über Lauftraining, Trailrunning und Regeneration.

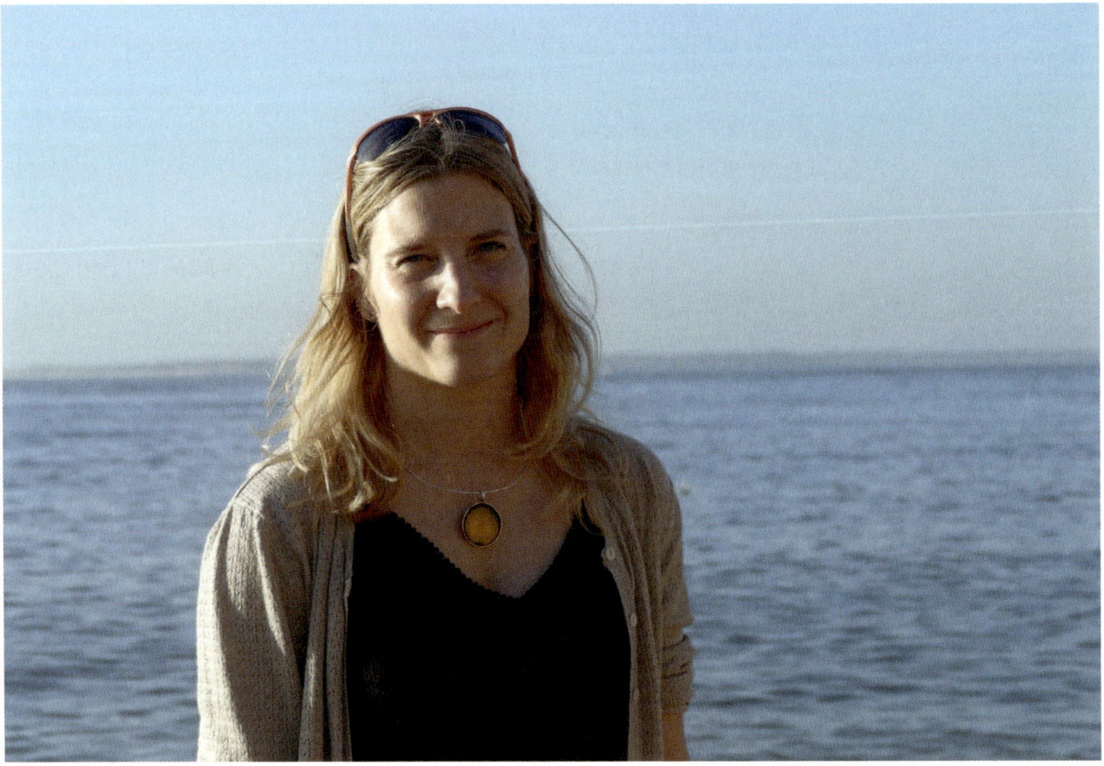

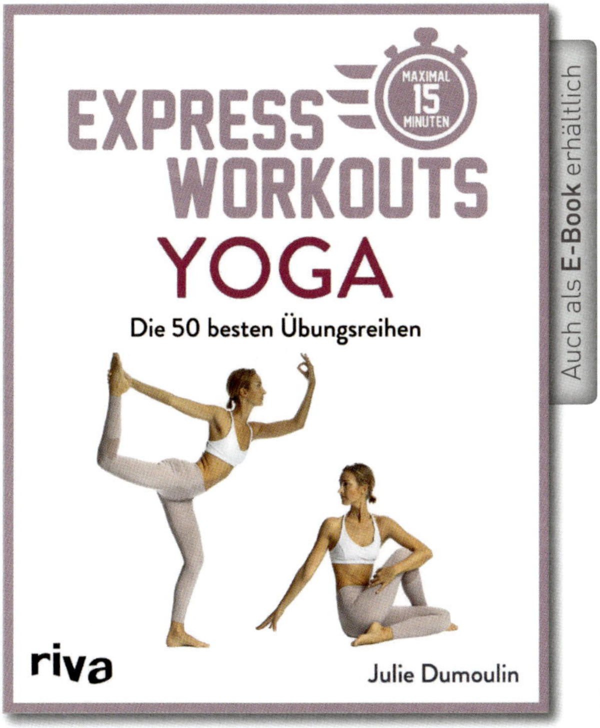

128 Seiten
14,99 € (D) | 15,50 € (A)
ISBN 978-3-7423-1459-8

Julie Dumoulin

Express-Workouts – Yoga

Die besten 50 Übungsreihen. Maximal 15 Minuten

Fühlst du dich oft gestresst, angespannt und gehetzt? Leidest du unter Verspannungen? Fehlt dir Zeit für Ruhephasen und für dich selbst?
Yoga ist ein altbewährtes Mittel, um Stress zu bewältigen und den Alltag gelassen zu meistern. Und dafür musst man nicht einmal viele Stunden im Yogastudio verbringen – 15 Minuten reichen völlig aus. Yogalehrerin Julie Dumoulin zeigt, wie du mit wenigen einfachen Übungen Beweglichkeit, Kraft und Balance trainieren oder einfach nur entspannen kannst. Die 50 bebilderten Übungsreihen sind in zwei Schwierigkeitsstufen für Einsteiger und Fortgeschrittene unterteilt. Du brauchst weder zusätzliches Material noch Vorkenntnisse und kannst direkt zu Hause loslegen.

riva